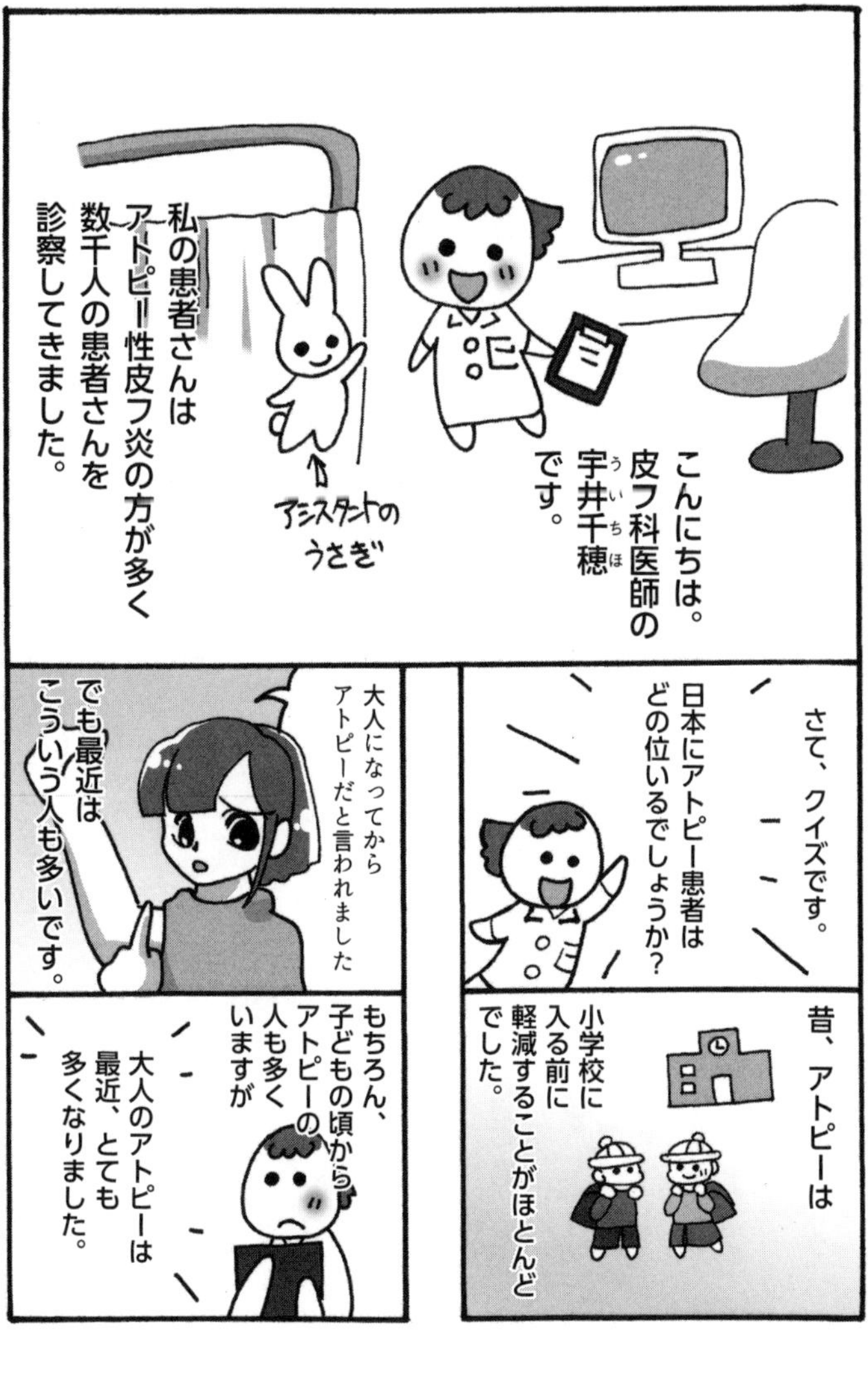

こんにちは。
皮フ科医師の
宇井千穂《ういちほ》
です。
アシスタントのうさぎ
私の患者さんは
アトピー性皮フ炎の方が多く
数千人の患者さんを
診察してきました。
さて、クイズです。
日本にアトピー患者は
どの位いるでしょうか？
大人になってから
アトピーだと言われました
でも最近は
こういう人も多いです。
昔、アトピーは
小学校に
入る前に
軽減することがほとんど
でした。
もちろん、
子どもの頃から
アトピーの
人も多く
いますが
大人のアトピーは
最近、とても
多くなりました。

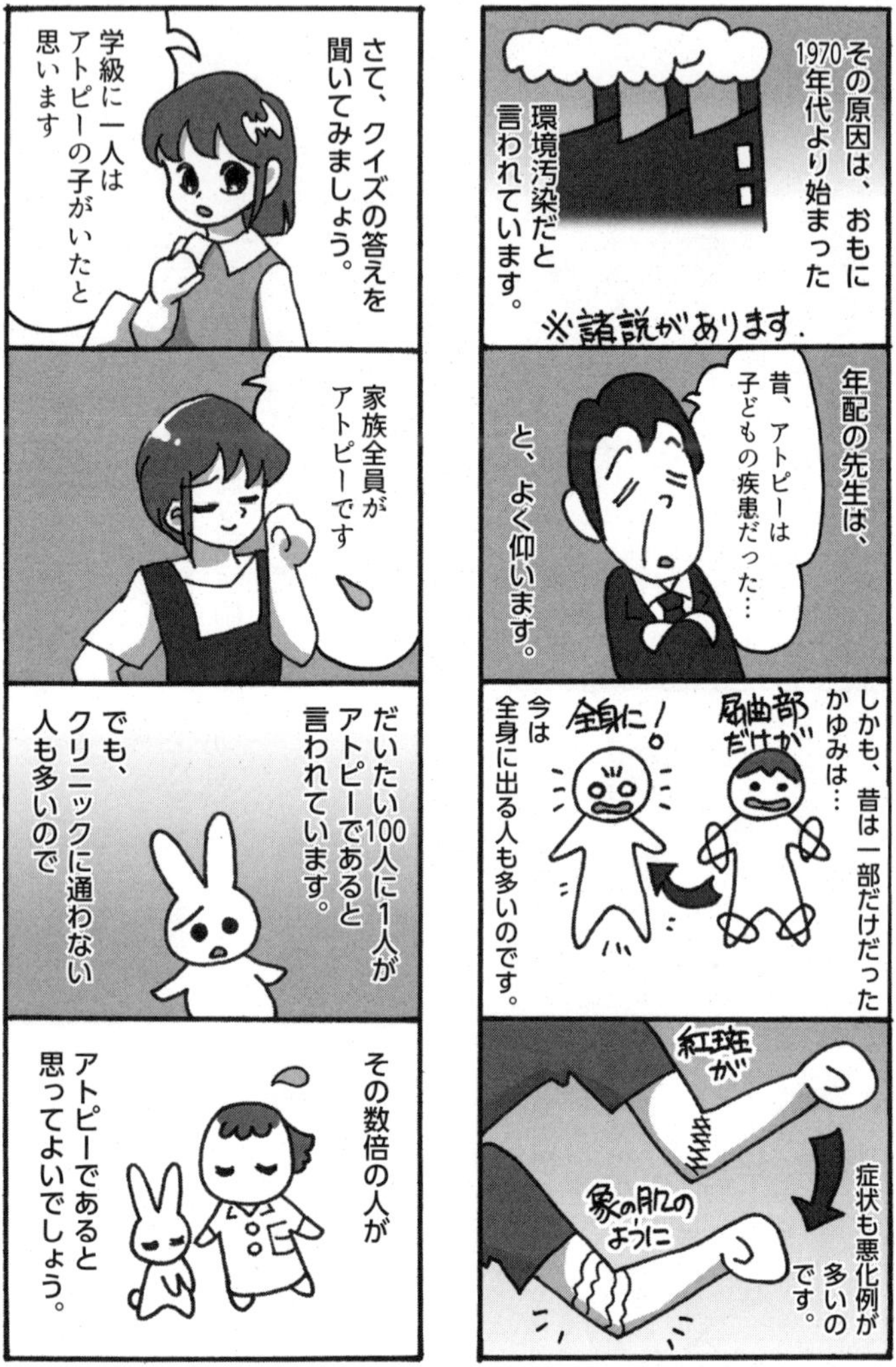
その原因は、おもに
1970年代より始まった
環境汚染だと
言われています。
※諸説があります。
年配の先生は、
昔、アトピーは
子どもの疾患だった…
と、よく仰います。
しかも、昔は一部だけだった
かゆみは…
屈曲部だけが
全身に！
今は
全身に出る人も多いのです。
紅斑が
象の肌のように
症状も悪化例が
多いの
です。
さて、クイズの答えを
聞いてみましょう。
学級に一人は
アトピーの子がいたと
思います
家族全員が
アトピーです
だいたい100人に1人が
アトピーであると
言われています。
でも、
クリニックに通わない
人も多いので
その数倍の人が
アトピーであると
思ってよいでしょう。

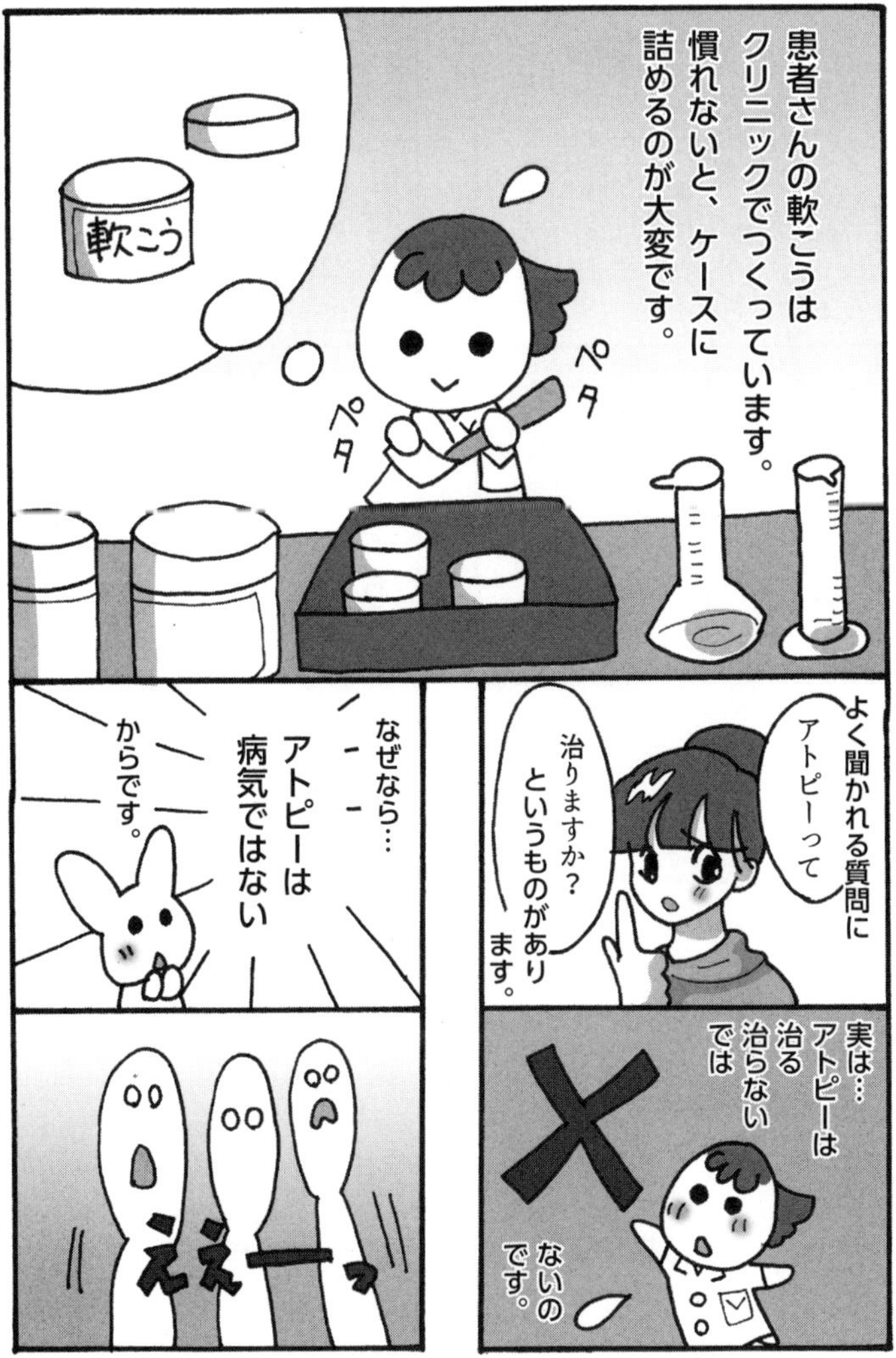
患者さんの軟こうは
クリニックでつくっています。
慣れないと、ケースに
詰めるのが大変です。
軟こう
ペタ
ペタ
よく聞かれる質問に
アトピーって
治りますか？
というものがあります。
なぜなら…
アトピーは
病気ではない
からです。
実は…
アトピーは
治る
治らない
では
ないのです。
えええーっ

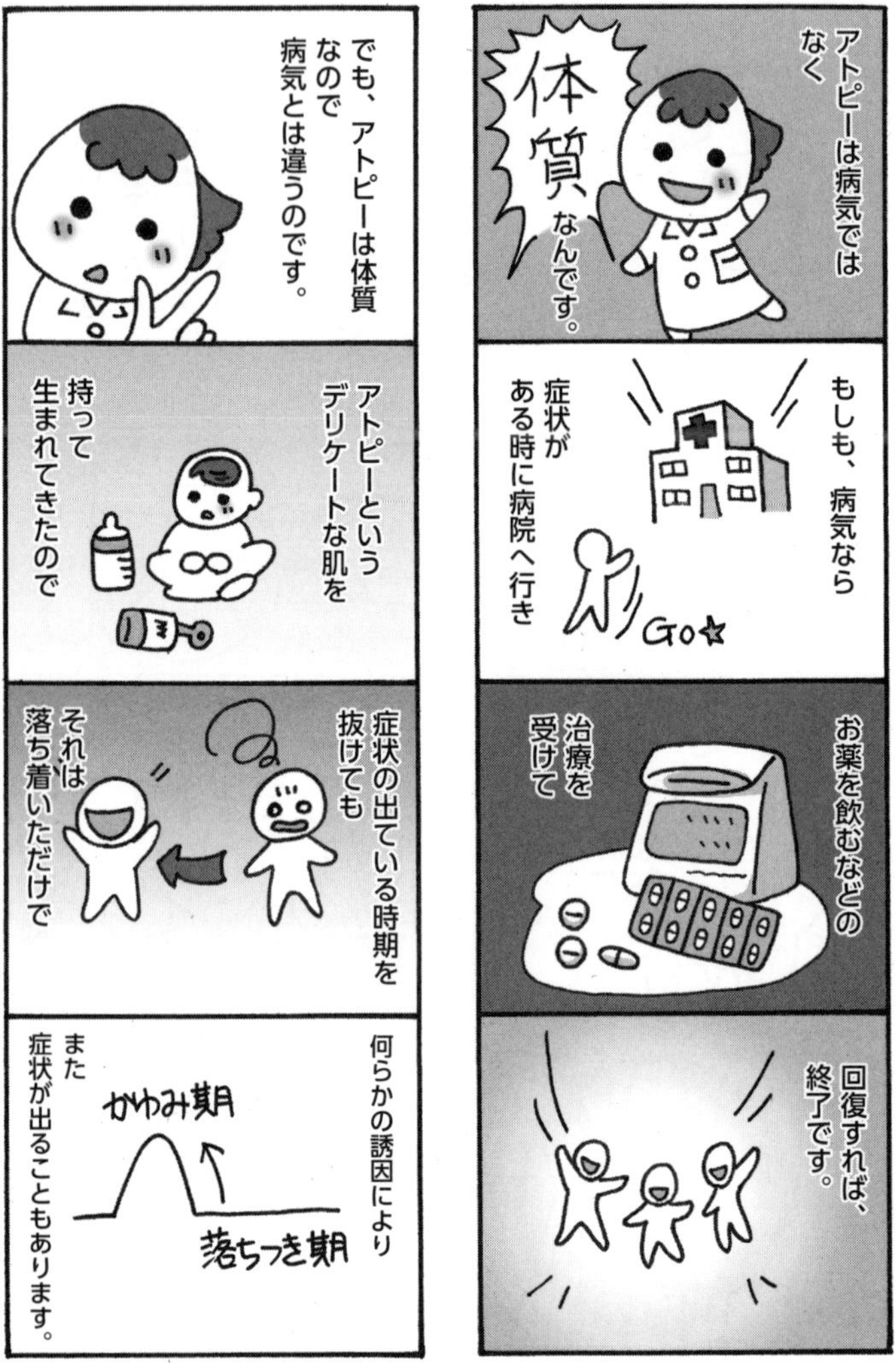
アトピーは病気ではなく
体質なんです。
もしも、病気なら
症状がある時に病院へ行き
GO☆
お薬を飲むなどの
治療を受けて
回復すれば、終了です。
でも、アトピーは体質なので病気とは違うのです。
アトピーというデリケートな肌を
持って生まれてきたので
症状の出ている時期を抜けても
それは落ち着いただけで
何らかの誘因によりまた症状が出ることもあります。
かゆみ期
落ちつき期

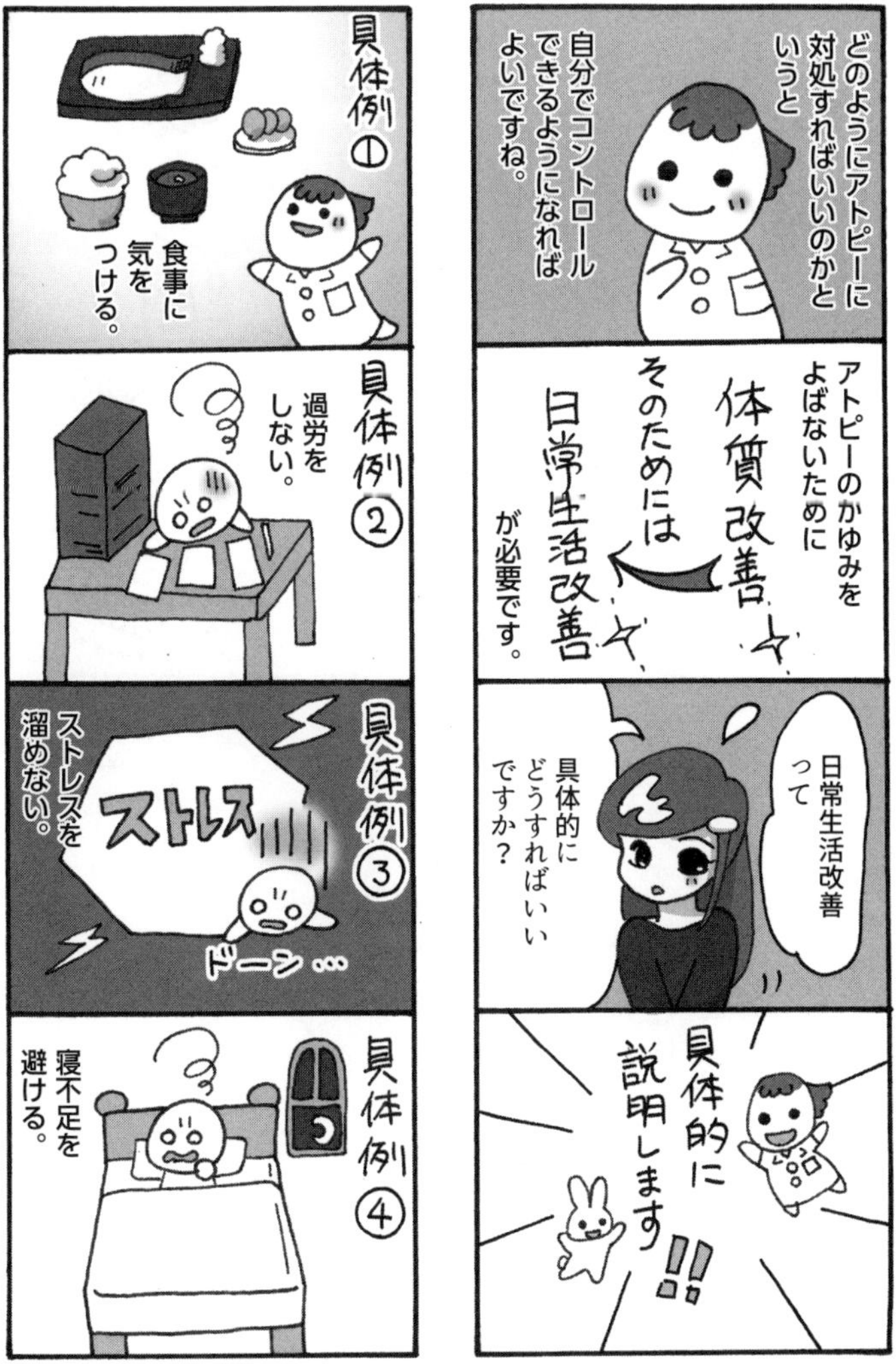
どのようにアトピーに対処すればいいのかというと
自分でコントロールできるようになればよいですね。
アトピーのかゆみをよばないために
体質改善
そのためには
日常生活改善
が必要です。
日常生活改善って
具体的にどうすればいいですか？
具体的に説明します!!
具体例①
食事に気をつける。
具体例②
過労をしない。
具体例③
ストレス
ストレスを溜めない。
ドーン…
具体例④
寝不足を避ける。

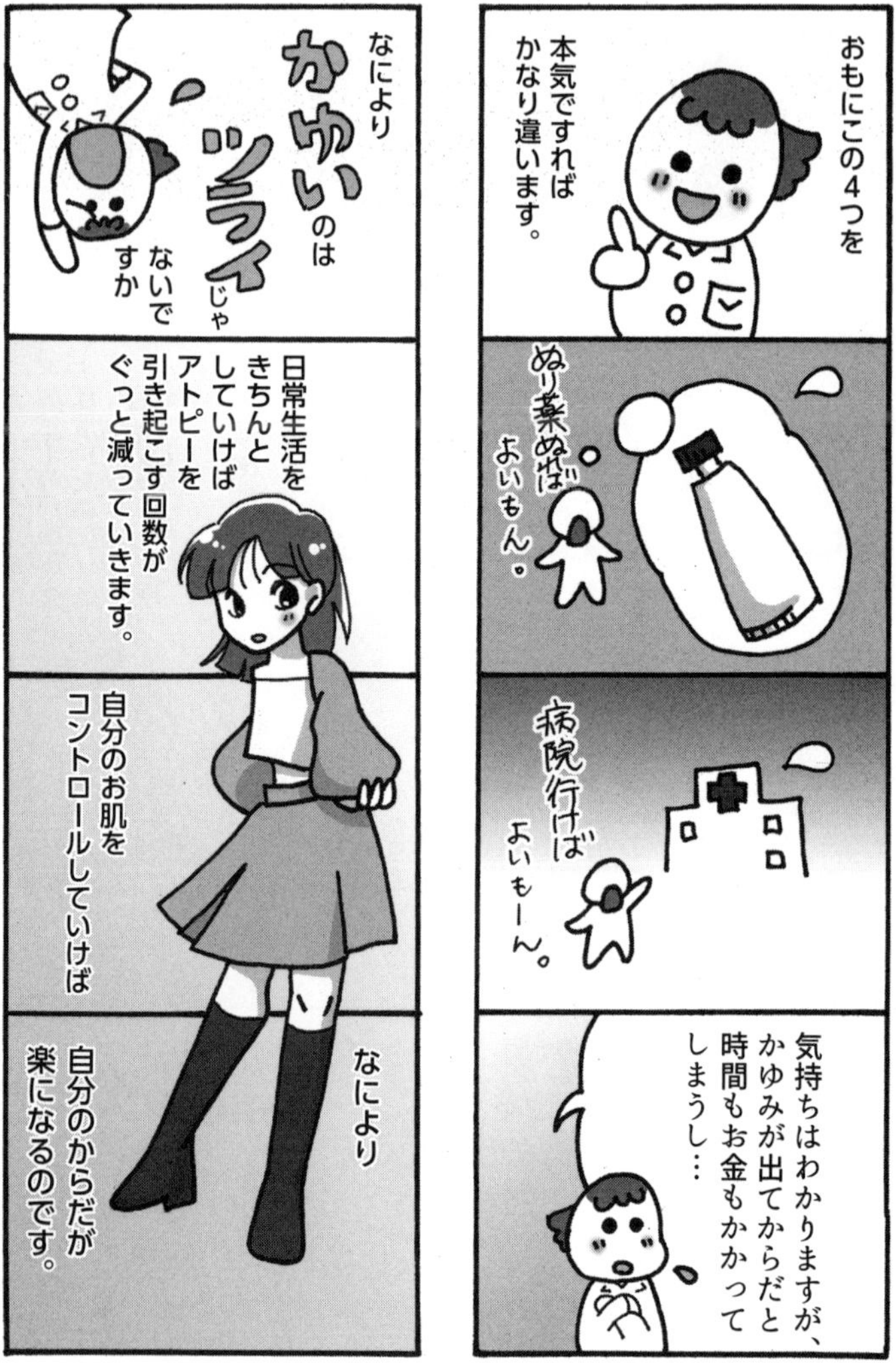

おもにこの4つを
本気ですれば
かなり違います。
ぬり薬ぬれば
よいもん。
病院行けば
よいもーん。
気持ちはわかりますが、
かゆみが出てからだと
時間もお金もかかって
しまうし…
なにより
かゆいのは
ツライ
じゃ
ないで
すか
日常生活を
きちんと
していけば
アトピーを
引き起こす回数が
ぐっと減っていきます。
自分のお肌を
コントロールしていけば
なにより
自分のからだが
楽になるのです。

はじめに

アトピー性皮膚炎（以下アトピー）は皮膚科でも難しい分野です。アトピーに対する知見は数多あるものの、アトピー治療を得意とする皮膚科医は、じつはそれほど多くはいません。アトピーの機序はいまだ解明されていない部分が多くあるからです。

もしアトピーがなぜ起こっているのかが明らかになれば、アレルギーがなぜ起こるのかもわかることになるので、ありとあらゆるアレルギー症状を治す薬が出来上がります。現代医学は日進月歩ですが、そうした〝世紀の大発見〟は起こらず、数十年アトピー研究は進められてきました。

アトピーとは、かゆみを主症状とする慢性再発性炎症性皮膚炎です。日本皮膚科学会の定義によれば『増悪・寛解（良くなったり悪くなったり）を繰り返す』『瘙痒（かゆみ）のある湿疹を主病変』とする疾患であり、『患者の多くはアトピー素因を持つ』とされています。

①家族歴・既往歴（気管支喘息、アレルギー性鼻炎、結膜炎、アトピー性皮膚炎のうちいずれか、あるいは複数の疾患）
②ＩｇＥ抗体を産生しやすい

これがアトピー素因です。一般的に乳児（生後一年未満）では二ヵ月以上、その他の年齢では六ヵ月以上にわたって症状が続く場合、アトピーと診断されます。また、重症度は皮疹の程度と広がりの両方で考えられることが多いです。

アトピーはアレルギーという大きな括りのひとつの症状です。アレルギーとは私たちのカラダを防御している免疫システムが、なんらかの異常を起こして、さまざまな症状を引き起こしてしまっている状態です。食物アレルギーもそうですし、花粉症や喘息などアレルギー症状は多岐に渡ります。

アレルギーは外因（外部の要因）や内因（内部の要因）によって症状が起こるとされていて、どのような機序で発生するのか解明されているものは少ないため、臨床現場では、ある意味では物語的な概念をもつわけです。現代医学では、アトピー素因のある人に対して、腸内環境の悪化や自律神経の関与、ホルモンなどの内的要因と、ダニ、ハウスダストや食物性のアレルゲンなどの外的要因によって、アトピーが起こっているとされています。

たしかに、これらの関与は否定しませんが、現代のように成人型アトピー性皮膚炎が増え、全身におよび重症度の増したアトピーを考えると、患者を個々人として、その人に特有の原因、たとえばアレルギー検査をおこない、アレルゲンの究明で解決するというものではなく、もっと**万人に普遍的に共通した原因の究明をおこなうことがアトピーを解決する糸口**なのではないかとわたしは思っています。

前述したとおり、アトピーの原因は完全には解明されていませんが、体内の活性酸素が増加し、過酸化脂質が症状を起こしていると徐々にわかってきました。

わたしはその考えをもとにこれまで約8000人の患者さんを診てきて、薬に頼らない治療を推進してきました。その結果、他院では治らなかった重症患者さんも軽快、症状が出なくなったという例も珍しくはありません。

本書には、アトピーを得意とする皮膚科医として、今現在もっとも信頼性が高いと考えるアトピー治療についての答えを記しています。

皆さんにお伝えしたいことは、アトピーは病気ではないということです。だからこそ、完治することはないけれども、症状を抑え込むことはできます。私自身も愛娘もアトピー体質で、いまでもケアが必要です。

アトピーは病気ではなく、体質である。この真実について述べていきたいと思います。

目次

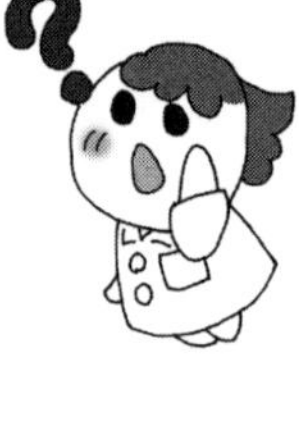

第2部 巷に出回るさまざまなアトピーの原因と真実

第3部
薬に頼らずアトピーを治す方法

食事編

✕ 食べてはいけないもの

△ 食べ方によるもの

○食べてよいもの

睡眠・ストレス編

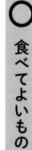

生活習慣編

第4部　正しいアトピーケア

第1部

アトピーは病気ではない！

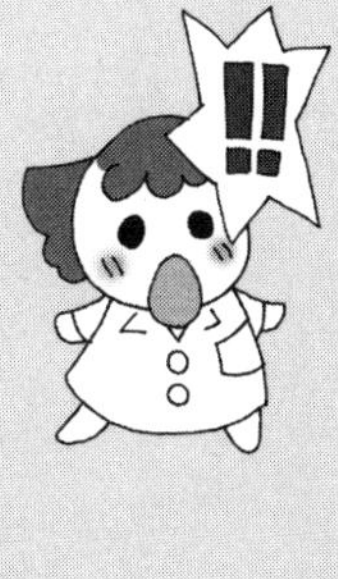

現代に激増・重症化しているアトピー

アトピーは、アレルギーの中のひとつの皮膚疾患で、アトピーの増加や悪化の原因は、皮膚の角層のバリア機能の低下にあると言われています。

皮膚は面積1・6平方メートル、体重の約16パーセントを占める人体で最大の面積、重量を有する臓器です。そこでは水分量の調節、体温調節、微生物や有害物質の侵入を防いだり、紫外線を防御するなど、人体の内部と外部を隔てて生命維持するためのさまざまな機能をもっています。

皮膚の角層（もっとも表面の部位）は水のような小さな分子さえも通らない、分子量500Da以上の物質はほとんど透過しないバリア機能をもっています。

アトピー体質の人は、生まれつき角層のバリア機能が低く、皮膚の水分が角層から蒸発してしまい、皮膚が乾燥して過敏性を増し、また神経線維も表皮に通りやすくなり、かゆみを生じてしまうのです。

水分量を一定に保つ皮膚をかいてしまうことで、外界の異物（アレルゲンなど）が侵入し、炎症が起こります。それがさらなる角層の機能低下につながり、ますますかゆみが増してかいてしまうという悪循環がアトピーです。

これにより感染症にもなりやすくなります。

皮膚のバリア機能低下

⬇

保湿機能低下

⬇

かゆみが生じる

⬇

掻破《そうは》による異物の侵入

⬇

皮膚の炎症（感染症も併発しやすい）

アトピーの治療によく日常的なスキンケアが推奨されるのは、この皮膚のバリア機能の保護を目的にしているためです。角質細胞間脂質であるセラミドや保湿作用をもつタンパク質のフィラグリンの低下が、バリア機能低下の原因となっていますが、水仕事の多い主婦や調理師がよく手の湿疹を起こすのは、界面活性剤によって角層の脂質まで落としてしまうからです。

人間の皮膚は角層がしっかりしていれば水分を外へ逃がしません。バリア機能を保てるように、角層で皮膚の湿度を保っているのです。

アトピー体質の人は、この皮膚の表面にある角層の保湿機能がアトピーでない人と比べて体質的に低下しています。これにより、アトピー症状が悪化すると乾燥肌も増悪してしまいます。

昔は、外から入ってきたウイルスや病原体などの異物を撃退するために、免疫系が活性化しすぎて、すなわち火消しのための消火活動が強すぎて皮膚で炎症が起こってしまい、アトピーが起こったと単純化されていました。しかし、仮にそれが正しい機序だとしても、ウイルスに過剰反応してしまう人としない人がいるわけです。

アトピーは、一般に学童期前に発症し、年齢を重ねるとともにその患者数は減少していきます。五〇年ほど前はアトピーは子どもの疾患であるとの認識が今以上に強く、患者さんはみんな小学校に上がるくらいまでの幼児期に完治していました。

たとえアトピーを発症したとしても症状は肘、膝などの四肢屈曲部に限局されていたのです。それ以外の箇所であっても乾燥肌中心のかゆみがある程度でした。ところが最近では、全身に症状がみられる患者さんが増えてきているのです。

最近の傾向では、アトピーは小児期や思春期だけではなく、成人を過ぎた20代や30代の若い人においても頻度の高くみられる疾患となっています。

また、幼児期よりも少し年齢の上がった学童期において症状は悪化しているとの研究もあります。学童期からは、小学生から大学生へと年齢が上がるにつれて、重症度は上昇することが認められた例もあります。

現代では、成人型アトピー性皮膚炎が増え、全身におよぶ重症度の高い患者さんが多くなってきています。

これは一九七〇年代からみられ始めた兆候です。わたしは土佐丹羽クリニック（旧：土佐清水病院）の丹羽耕三（靫負《ゆきえ》）博士に師事していました。そこではアトピーが悪化した要因のひとつが環境汚染であると教わりました。

自動車の数が急速に増加したのも一九七〇年代ですし、製鉄工場の燃料が重油に切り替わったのも、石油化学工場が乱立しだしたのもその時期です。自動車のガソリンが出す排ガス、重油をたく製鉄工場、石油化学工場の煙の中には多量の窒素酸化物（ＮＯｘ）が含まれています。

またエアコンの普及などでフロンガス、炭素ガス、メチル基を持った農薬などがオゾン層を破壊することで紫外線の照射量が増加しました。

それ以前にはみられなかった成人型アトピー性皮膚炎が出始めたのがちょうどこのころです。

丹羽博士はこれらを検証し、環境汚染の進んだ現代では角層の保湿機能の低下も大きく、また、**活性酸素が増えたことが、アトピーを引き起こす最大の原因**ではないかという考えに行き着きました。窒素酸化物も紫外線も体内で活性酸素を大量に発生させます。

アトピーは病気ではなく体質である

アトピーに関して必ず言われるのが遺伝です。アトピー以外にも、気管支喘息、アレルギー性鼻炎・結膜炎などの疾患には遺伝的な要因があると考えられています。

しかし、アトピーの素因をもっているからといって、必ずアトピーを発症するわけではありません。遺伝的要因に環境要因が加わって発症すると考えられているのです。

この発症因子や悪化因子は多くのものが推測されています。たとえば、小学校入学以前には食物性のアレルゲンが原因となることが多くみられ、学童期から成人ではダニやハウスダストなどの関与が大きくなります。

過去には、患者さんの家族や近親者に先述の病歴、健康状態をもつアトピー体質の人がいて、その遺伝的な因子により、アトピーを発症する患者さんが多くみられました。

もちろん、今でも遺伝的にアトピー素因をもっている人は、アトピーを発症しやすいのですが、最近ではアトピー体質の家族歴がない人やはっきりしない人の数がかなりの割合を占めるようになってきました。

これは一九七〇年代以降に悪化した環境汚染により活性酸素が増え、また食の欧米化によって脂質の摂取量が多くなり、過酸化脂質が多く産生されて皮膚の保湿機能を奪っていることを意味しています。前述したとおり、ひと昔前は腕、下肢の屈側部に多くあった症状が、最近では、季節関係なく一年中、全身に表れるようになりました。

たしかにアトピー患者さんを診ていると、親もアトピーだったといった話が出てきます。割合が多いことは事実です。診療ガイドラインにもアトピー素因として「家族歴」の項目があります。

ただ、すべてを遺伝だとすると偏見に通じてしまいます。アトピーは見た目に出て目立ってしまうだけで、遺伝的要因がある症状はがんをはじめ、たくさんあります。

自分がアトピーだと必ず子どももアトピーになるわけではないので、家族歴を理由に傷つく人が増えないようにとは願っています。

現代のアトピーに年齢は関係ない

ひと昔前まで、アトピーは学童期までの疾患でした。しかし、いまは年齢は関係ありません。アトピーは皮膚が弱いから起こる症状なので、子どものころは症状が出なくても、大人になって、高齢者になって、症状が出る閾値《いきち》を超えてしまい、今まで普通に過ごしていたのに急に症状が出た、ということもあります。それは今まで症状が出ていなかっただけで、アトピー体質ではあったのです。

診療現場では0歳から70代まで診ています。臨床医として思うのは、とくにストレスのある年代で起こりやすいということです。受験生、社会人一年目、二年目あるいは課長や部長などの役職に昇進する40代。仕事をやめて反対にすることがなくなってしまった60代、70代にアトピーは起こりやすいのです。これはストレスもひとつの要因として引き起こされるという証明でもあります。

加齢により発症するアトピー

「子どものころにアトピーだったけれども、大人になったら、発症しなくなった」という人も50歳、60歳となるにつれ再発症するというケースがあります。あるいは皮脂や汗の分泌量が減少し、皮膚が乾燥する老人性乾皮症になります。20代、30代、40代くらいまでは皮膚のバリア機能も強かったものが、加齢とともに衰えてくるからです。

ここからも、アトピーは病気ではなく体質であるという点が見えてきます。仮に病気であれば、薬で治すことができたり、完治します。本書のタイトルとは逆説的にとらえられるかもしれませんが、アトピーは体質なので治せません。いまの体質を丸っきり変えようと思ったら、生まれ変わるしかないからです。

では、どうすればいいかというと、日常生活の習慣を変えて、体質改善をするのです。糖尿病だって、高血圧だって、症状をうまくコントロールしながら付き合っていくものです。アトピーも同様です。完治はしなくても症状を抑え込むことはできます。

でも、診療現場では「薬を塗っていないとひどくなります」と患者さんは訴えます。それはアトピーが体質であることをわかっていないことの表れだと思います。

病気であれば薬を飲めば治ります。体質の問題は治りません。では、治らないから医者は手出しできないかと言えば、できることはあります。診療に来ていただいたときには、断続的になってしまいますが、アトピーをコントロールしながら生きていく方法を助言しています。

なぜかゆみは出るのか？

アトピーの症状は千差万別ですが、いちばんわかりやすい症状として挙げられるのが「かゆみ」です。

しかし、アトピーだからかゆみが出るのではなく、アトピーの人は体質的に皮膚のバリア機能、つまりウイルスや細菌をはじき飛ばしたり、体内の汚染物を排出する力が弱いのです。そのなかのひとつである、水分量をキープする力が弱いことで肌が乾燥し、かゆみが出て、かくことで皮疹（皮膚にぶつぶつが出る）、丘疹（面積の少ない、点状ないし斑点のようなぶつぶつが出る）、紅斑（少し盛り上がった赤い斑点が一定の面積をもち表面に出る）といった状態になって、痛みが出てきます。

乾燥肌でもかゆみがある人もいれば、ない人もいます。アトピー自体が何かをしでかしているわけではなく、アトピーの人は皮膚がひどく乾燥しているのです。

皮膚のバリア機能が弱いことから起こるさまざまな症状

肌にかゆみがある人はまず乾燥肌です。乾燥肌がひどくなってしまっているのがアトピーです。アトピー症状が出たころには、今まで以上に乾燥肌がひどいという人は結構多くいます。皮膚に適切な水分量が保たれていれば乾燥肌にはなりません。肌が乾燥する時点で、自分は皮膚が弱いんだなという自覚をもってケアできるのが理想です。

ですから、湿度の高い季節から乾燥する季節に変わるときに、アトピーは症状が悪化しがちです。乾燥を放っておくからかゆみになって、かゆみをかくから痛みになります。痛みが出るまでかくというのは、皮膚をかきむしって自分で切っているということです。すると、細菌が入ってきて、どんどん皮膚が傷ついてくる。

よくアトピーは季節性のものだと言われるのですが、季節の変化への対応がうまくないということが挙げられます。

これは温度、湿度だけではなく、スギ花粉やヒノキ花粉のような細かいちりのようなものにも上手に適応できないので、すぐにアレルギー反応が出てしまいます。アトピーの人は元々、皮膚が弱いのでアレルギー反応が症状として出てしまいやすいということです。

アトピー患者さんは花粉症にもなりやすいですし、喘息、アレルギー性鼻炎、食物アレルギーなど、アレルギー全般に弱い体質なのです。

食物アレルギーについては大人になってから突然症状が出る人がいます。たいていは小学校に入る前に食物アレルギーはなくなりますが、たとえば、小麦に対するアレルギー反応が出る閾値が50だとすると、今までピザもパスタも気にせず食べていた人が、ストレスなどなんらかの刺激によって、閾値が51になってしまえば、アレルギー症状が表れます。

すると、今までの食生活とは何も変わらないのに、なぜか頭痛がする、お腹をくだす、気分が悪いと不調を訴えます。

これまでは若かったり、ストレスが少なかったりでアレルギー症状が出なかったのかもしれませんが、じつは体質的には小麦に対して弱かったということなのです。

ですから、「今まで、お肌のトラブルは何もありません」と大人になってからアトピーを訴える人にも、よくよく話を聞いてみると、小さいころは喘息もちだったとか、仕事でストレスがかかったときにじんましんが出たなど、何かしらのアレルギー症状を経験されています。ご本人も気づいていないケースもたくさんあります。

皮膚が弱いということは、皮膚からの細菌感染も起こしやすくなります。私たちの皮膚には細菌がくっついています。細菌はつねに温かくて栄養も豊富な体内に侵入したいわけですが、皮膚の防御機能が弱かったり、かゆくてかくことで皮膚にちょっとでも傷がつけば細菌がたくさん入って、どんどん増殖して感染症を引き起こします。

ですから、感染症のひどいアトピー患者さんには細菌やウイルスの増殖を抑えるためにやむなく抗生物質を処方するケースもあります。

アトピーの人がもつ基礎疾患

肌の弱い人というのは、アトピーにすごく近いアレルギー疾患、たとえば、アレルギー性鼻炎、花粉症、喘息なども抱えていないかを問診で聞いていきます。

皮膚の疾患であれば、皮膚がうろこ状になってしまう先天性の魚鱗癬《ぎょりんせん》があったり、アトピー以外の疾患をアトピーだと勘違いされて来院される方は多いです。

高齢者の方なら、糖尿病や内臓のがんで、肌にトラブルが起きていることもあります。アトピーで何度か外来に来ていただくうちに、内科で一度検査をしてもらうこともあります。皮膚にはさまざまな疾患が出やすいのです。

飲んでいる薬でかゆみが出ているケースもありますし、アトピー患者さんは子どものときからアトピーなので、結構かゆみ慣れしている人も多いのですが、耐え難いほどのかゆみが出ていて、蓋を開けてみたら、日光過敏症、精神疾患、婦人科系の疾患だったというケースもあります。

ですから、最初は問診でアトピー以外の疾患があるか、病歴を聞かせていただきます。その次に皮膚のことを中心に「子どものころはどうでしたか?」とオープンな質問をします。もしかゆみを気にされているのであれば、そのかゆみのことばかりを話されます。でも、違うことをおっしゃる方もいます。そちらの方向が気になるのかとわかるので、ひととおりお話を伺ったあとに、頭の先から足の先まで全部診させていただきます。

皮膚科でいちばん大事なのは視診です。首、顔、耳、頭を診たあとに、上着を脱いで万歳をしていただいて脇もすべて診させてもらって、そうしたら上着を着てもらいます。

今度は下を脱いでもらってお尻、鼠径《そけい》部など、デリケートなところは、嫌だったらお話だけにします。ただ、ひどかったら診せてもらうことがほとんどです。それが終わったら、また着てもらって、最後に靴下と靴を脱いでもらい、足の裏まですべて診ます。

なぜ、上と下で服を脱いだり着たりするのかというと、アトピー患者さんは体温調節が苦手なのです。服を脱ぐと体温が下がって発疹が出てしまうこともあります。そのため上半身と下半身を順番に診るのです。

ご本人にも「アトピー患者さんは体温調節が苦手なので、ご自宅でも着替えるときは上、下と順番にしてください」と伝えています。

ただ、初診で「アトピーですね」とはあまり言えません。アトピーは半年ほど同じところにその疾患がある、かゆみがある。そういう状態が確認できてはじめて診断できる疾患です。ですので、患者さんには「アトピーだと思いますが、今日ははじめてなので診断は下せません。次回来られて同じような状況だったらアトピーの診断になると思います」とはっきり話をします。

精神疾患の方だと、からだに症状は出ていないのに、「もう死にたいほどかゆい」などと訴えます。そこで「子どものときからですか？」と質問すると、「中学になって、人とうまくいかなくて……」というような話が出てきます。

「なんでかゆいのですか？」「どうしてかゆいのですか？」だけだと、アトピーだと勘違いをして誤診をしてしまいます。

原因が皮膚科領域ではないという診断を下しても何もしないで帰すことはしません。保湿剤を出したりします。本人はかゆくて来院されているわけですから。保湿剤を塗って、話を聞いて落ち着いたらかゆみがなくなったという人もいるわけです。「もしかしたら皮膚科ではないかもしれません。少しお疲れがあって、精神的にデリケートだと、かゆみを感じる方もいらっしゃるんですよ。今は乾燥する季節だから、保湿剤を出しておきますので、しばらく塗ってみてもらえますか?」と、患者さんへ伝えることもあります。

やはり、皮膚に直接的なアトピー症状がなければ、アトピーではありません。皮膚科の疾患であれば視診で見えてきます。

第2部

巷に出回るさまざまなアトピーの原因と真実

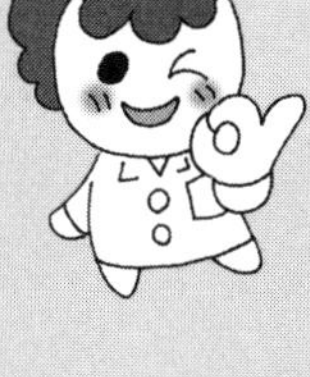

民間療法はどれだけ効果があるのか？

アトピーは皮膚が弱い人がかかる疾患です。たとえば、肺が細菌感染すれば肺炎になります。これは単純明快ですが、アトピーは機序が完全にわかっていないので、皮膚の弱い人がさまざまなものに反応をしている状態と言うしかなく、ステロイドを使え、何もしない自然治癒がいい、紫外線を当てろ、温泉療法がいいなど、さまざまな治療法が考えられてきました。

アトピーの人は乾燥肌なので、温泉療法という概念が出てきたのでしょう。温泉は保湿効果があるので乾燥は落ち着くでしょう。ただ、泉質は場所によって千差万別です。ですから必ず体質に合う、合わないが出てくるのではないかと思います。
温泉だけでアトピーが治るというのは誤解です。乾燥肌は治るけれども、温泉だからかゆみを落ち着かせたり、皮膚の殺菌ができるわけではありません。温泉療法をしているから大丈夫だと信じて、皮膚感染に苦しんでしまうようなことがないように願っています。温泉でアトピーのすべてが解消するわけではありません。悪化するようであれば、医療機関に相談をしてみてください。

わたしの元には「自然治癒がいちばんいいと思ったんです」といって何もしなかった方も訪れます。でも、治らないから来ているわけです。自然治癒できる程度の疾患だったら、クリニックには来ません。

紫外線療法も有名です。慢性的な紫外線の照射はフィラグリンの低下、アミノ酸の低下、コーニファイドエンベロープ（角層の細胞膜の疎水性構造物質）の未熟化を起こすことがわかっています。この結果、皮膚のバリア機能の回復は遅れます。

また、ご存じのとおり、紫外線は皮膚をはじめ、がんの元になります。アトピーで死ぬ人はいませんが、がんになったら死亡リスクがあります。もしがんになるリスクがごくわずかだとしても、一人でもいるのであれば、なぜその治療法をあえて選択するのかは疑問を感じます。

ＩｇＥ抗体は必ずしもアトピーの原因ではない

皮膚が弱いと、たとえば季節の変化などちょっとした誘因を強く受けてしまって、いちばん弱い部分の皮膚に症状が出てしまいます。

アトピーの人はアレルギーに対する抗体であるＩｇＥ抗体が多いというのはよく言われますが、いまはアトピー患者さんでも２割～３割はＩｇＥ抗体の数が正常値です。つまり、ＩｇＥ抗体の数がアトピーに比例しているわけではないと考えています。アトピー性皮膚炎診療ガイドライン（２０１８）でも「血清ＩｇＥ値の上昇」は診断の参考項目と位置付けられています。アトピー患者さんの２割～３割は上昇しないため、あくまで参考となる数値なのです。

体質改善が必要な理由

どのような誘因で、どのような機序があるから発症しているということが明らかになれば、そこを薬なりで治せばいいだけです。もう怖くない疾患です。アトピーは、そういうわけにはいかないので、体質改善によって、「治す」のではなく「コントロールする」という答えに行き着きました。

薬を使っていても「先生、お薬が効かないんです」という人がやはり出てきます。そういう人たちに聞いてみると、体質改善をまったくしていない。「医者が何を言おうが、自分はこうします」と、聞く耳をもたない人ほどうまくいっていません。薬で治らない人を問診してみると、体質改善をまったくしておらず、薬だけ塗っていればいいんでしょうという方ばかりです。

薬は症状を一時的に落ち着かせるだけのものであって、**きちんとアトピーをコントロールするために体質改善は必須です**。

もちろん、魔法の杖ではないので完璧に治るわけではありません。生まれ変わらないかぎりアトピーは治りません。

ただ、重症化している人も症状がコントロールできるくらいに収まったり、軽症なら病院に行くか悩まなくてもすむくらいになります。それはアトピーが病気ではないからです。病気なら薬を飲んだり、塗ったりすれば治ります。体質改善が必要だからこそ、それではうまくいかないのです。体質なので生活習慣を改善しないとよくならない。皮膚は変えられないので、皮膚に出る症状ができるだけラクになるように、コントロールしていくという考え方です。糖尿病や高血圧のようにうまくお付き合いしていく。そういう部類の疾患なのです。

薬に頼らずアトピーは治せる!

アトピーの方には日中の過ごし方、食事療法など日常生活の改善について必ず助言します。繰り返しますが、アトピーは病気ではないので、体質を変えないかぎり症状が収まらないからです。

ステロイドを塗って、抗アレルギー薬を出して終わりという皮膚科医もいます。後述するとおり、わたしもやむを得ず薬を処方するケースもありますが、アトピー治療は患者教育が中心だと思っています。
「薬を出せば一時的に症状は落ち着きます。でも、アトピーに体質改善は必要です。食事、過労、睡眠不足、ストレスに留意して毎日を過ごしてください。それだけでアトピー症状が出る回数はほんとうに減ります。皮膚感染を起こす割合も減ります。長期的に見て、ラクになるんです」と話します。

わたしもそうですが、アトピーになりやすい体質に生まれてきたからには、完全になくそうと思えば生まれ変わるしかありません。でも、そんなことを患者さんは聞きたいわけではありません。だから、できるだけ自分で自分のからだをコントロールする方法をお伝えします。

アトピーとは簡単に診断できない

アトピー性皮膚炎診療のガイドライン（2018）では、乳児では二ヵ月以上、それ以外は六ヵ月以上の慢性的な症状が出ていることがひとつの診断基準になっていると述べました。ですから、アレルギー性皮膚炎で何かにかぶれたというケースはアトピーには当てはまりません。皮膚の状態を見て、症状の出方を見て、年齢や症状の出ている年月、家族歴、合併症などを加味して、総合的に判断してようやくアトピーという診断が出ます。そのため、問診票に「アトピー」と書いてある患者さんには必ず「病院でアトピーと診断されましたか？」と確認をします。

病院で診てもらうときには、上から下まできちんと視診をしてもらってください。かゆいところがいちばん気になるとか、外に出てるところが気になるとか、アトピー患者さんはアトピーに慣れてしまっているので、自分の重症度をわかっていないことが多いのです。

でも、たとえば顔は赤いだけだけれども、腕の皮膚では重症度の高いアトピー特有の変化が出ているということもあります。「そこは皮膚が変わってるだけで、自分は気にしていません」と言っても、こちらから見れば「まず治したいのはそこです」というのはよくある話です。

また、薬を出すにしても1種類ではないので、どのような薬を処方するかも、全身を診ないと判断がつきません。

病気と診断されたら薬を出せば終わりますが、アトピーは体質なので、患者さんには日常の過ごし方から改善の指針を出す必要があります。そのため、話をよく聞いてもらえる医師に診てもらいましょう。

ただ話を聞いてもらうのではなく、自分から質問したり、話しやすい先生を探しましょう。アトピーは、患者さんの人生にかかわって長いあいだ付き合っていく疾患であるので、薬を出して終わりではなく、患者さんと向き合っていく姿勢をもっていて、相談しやすい医師が理想です。

アトピーが増加・重症化している原因

現代は複雑化していて、アトピーの原因はとてもひとつに同定できません。しかし、五〇年前と比べて大きく変わっていったもののひとつに環境が挙げられます。

五〇年前と言えば、1世代から2世代前です。私たちのからだが親や祖父母とどれだけ違うかを考えると、アトピーの人のデリケートな肌はこの世代間の劇的な環境変化に追いつけなかった部分があるのではないかと思います。

具体的に言うと、アトピー患者のからだには悪い脂が多いことが挙げられます。そこへ都市で発生した汚染化学物質（いちばんは排気ガスと石油化学剤が増えたことなど）、過剰な紫外線・放射能、過度なストレス、電子機器の電磁波、農薬、５００種類以上ある加工食品の添加物、タバコや激しい運動などの生活習慣によって**活性酸素**が大量に体内に発生します。実際に急速に都市文明が発達した中国や台湾などでアトピーは増えています。

活性酸素を取り除くことができず、それに食生活の変化が輪をかけて、体内の脂質と活性酸素が結合し、**過酸化脂質**が過剰に産生されることが、アトピーの重症化、増加、高齢化に拍車をかけているのです。

環境汚染は動物性脂肪とともに
アトピーを重症化させている！

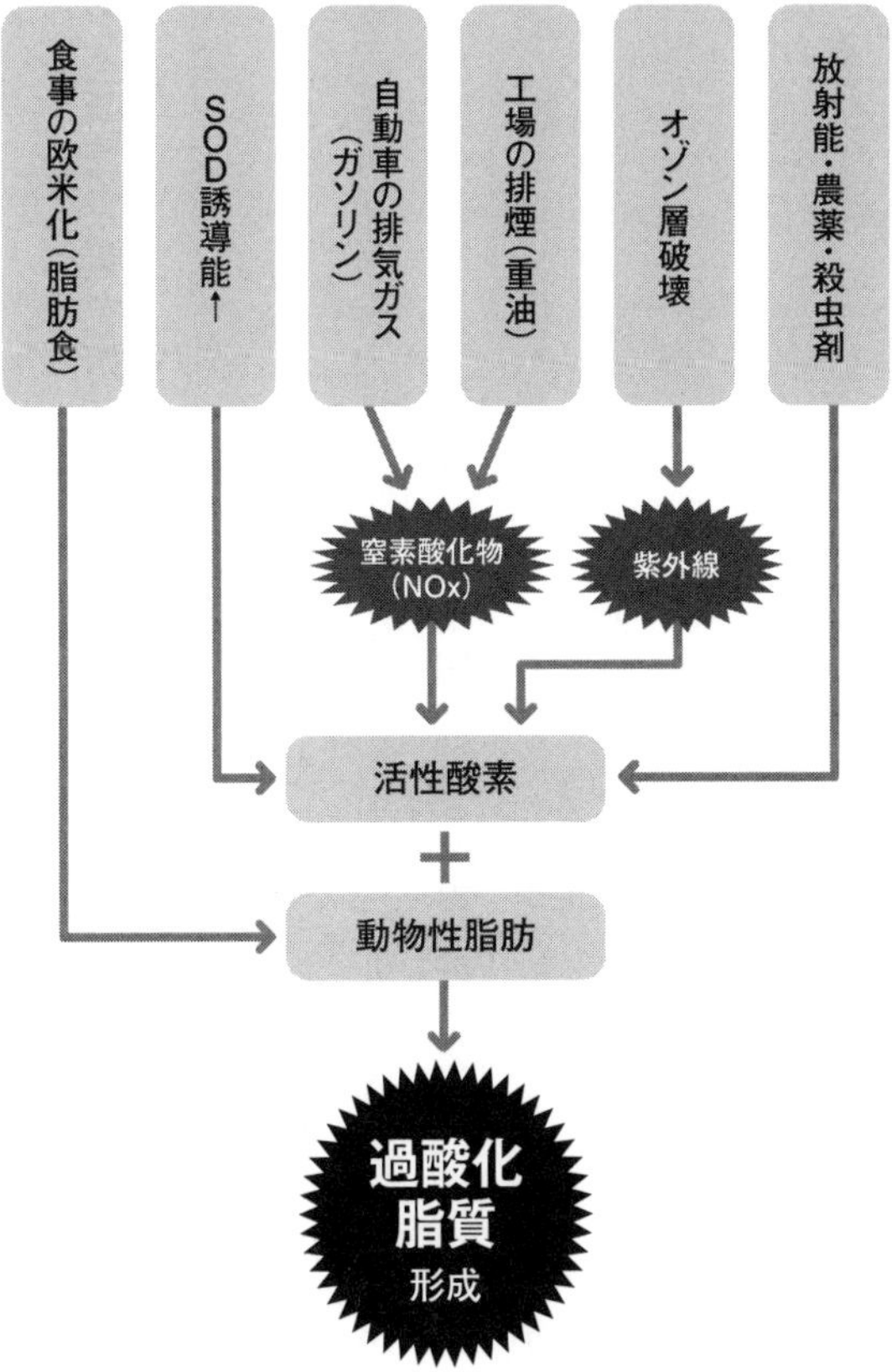

過剰な活性酸素を防げば、症状は緩和する

地球は生命体の存在にとって、とても都合よくつくられています。そんな事実のひとつに紫外線とオゾン層の関係があります。紫外線には殺菌能力があり、日光の紫外線がカビやバイ菌の増殖を抑える事実はよく知られていますが、これは紫外線が照射された物体の表面で一重項酸素という活性酸素が発生し、その活性酸素が殺菌作用を果たすという過程を経ているのです。

活性酸素には「スーパーオキシドイオン」「過酸化水素」「ヒドロキシラジカル」「一重項酸素」、また活性酸素と同様な性質をもつものとして「フリーラジカル」があります。

活性酸素の有益な側面として、細菌やウイルスなどの病原菌をはじめ、からだにとっての異物となる物質が侵入してくると、血液中（白血球）の「食細胞（おもに好塩基球、マクロファージという細胞）」が侵入した異物を取り込み食べることで、からだを守ってくれます。異物を食べた食細胞の膜から分泌されて、取り込んだ異物を溶かして消化する役目をするのが、活性酸素です。

活性酸素の性質

❶ 食細胞が異物を食べる

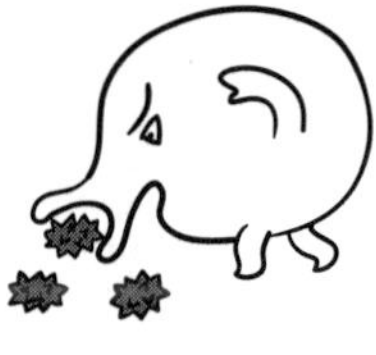

❷ 異物を消化するために活性酸素をつくる

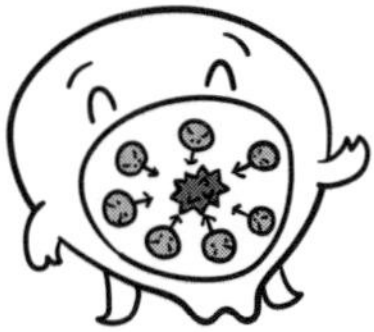

❸ 余った活性酸素は害になる

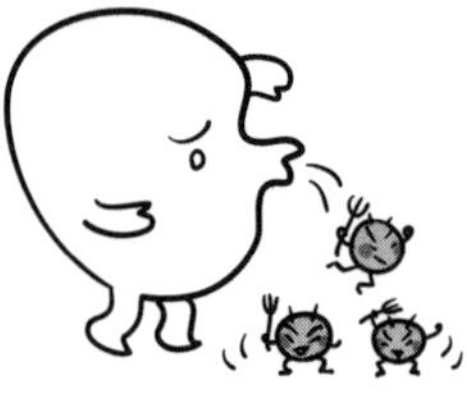

このとおり、活性酸素は人間に不利益な点ばかりではありません。私たちが生きていくなかで必要な酸素は、食物から摂った栄養を燃焼してエネルギーをつくるために欠かすことのできないものです。燃焼してエネルギーをつくるときに、ほとんどの酸素は水になりますが、およそ2パーセントは、活性酸素として必ず発生してしまうのでなくすことはできません。

また、酸素から発生する以外にも、紫外線や放射線などを浴びたときにも細胞内に活性酸素が発生します。

通常、活性酸素は、ＳＯＤ（Superoxide Dismutase）などの抗酸化作用のある体内酵素によって除去されます。

しかし、必要以上に活性酸素が体内につくり出されると、過剰な活性酸素は食細胞内から流出し、正常な細胞や組織を溶かしたり、刺激を加えてさまざまな障害を与えるようになるのです。これを**細胞の酸化**と言います。

酸化とは老化現象のひとつです。老化について明らかにされているのは、ひとつはＤＮＡが複製を繰り返しているうちにテロメア（染色体の端の構造物）がどんどん短くなってきて、そのためにＤＮＡの複製が衰え、これも原因になります。

もうひとつは活性酸素です。たとえばマラソンなど激しい運動をすると、過剰に活性酸素が発生するため、見た目にも老けています。紫外線を浴びていることもそうですが、激しい運動によって活性酸素が体内に多く発生するからです。

近年、薄くなったオゾン層を突き破る紫外線や大気汚染、医薬品、農薬、添加物などにより、ますます活性酸素が過剰に生成されやすい環境にあります。自動車の排気ガス、工場でたかれる重油から発生する排煙は体内で大量の活性酸素を発生させる窒素酸化物（ＮＯｘ）を多く含んでいます。

がんや生活習慣病など、私たちの病気の80パーセント〜90パーセントは、この活性酸素の過剰が原因で起こるとも言われます。

過剰に発生した活性酸素は反応性が高く、ＤＮＡ、たんぱく質、脂質などに結びつきます。その結びつきは貪欲で、とても切り離すことができません。次ページの化学式を見れば、電子の形がすごく不安定なのがわかると思います。そのため安定するために、ほかの物質と結合しやすいのです。

脂質と結びつくと、過酸化脂質になります。過酸化脂質の利点はあまりなく、これが体内に大量発生する前に手を打つ必要があります。

活性酸素の化学式

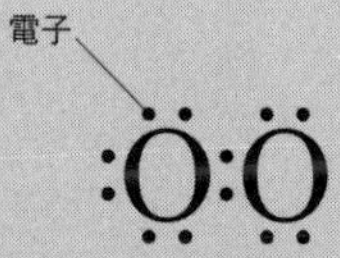

一重項酸素　$^1O_2$

（強力な酸化力）

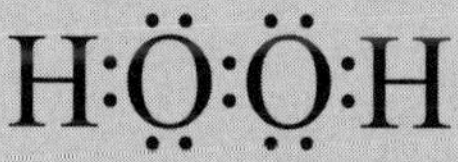

過酸化水素　H_2O_2

（わずかなきっかけで不対電子ができてしまう極めて不安定な物質）

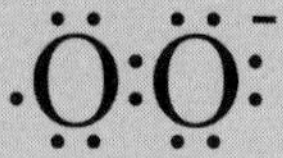

スーパーオキシドアニオン
ラジカル　O_2^-

（いちばん最初に大量発生する）

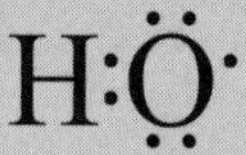

ヒドロキシラジカル　・OH

（もっとも酸化力が強い）

過酸化脂質がアトピーによくない理由

過酸化脂質は生体内ではアラキドン酸（不飽和脂肪酸の一種）の代謝に必要な物質ではありますが、血液中の量が多くなる（血清中５ｎＭを超す）と細胞膜を破壊します。

活性酸素の作用は細胞の部位に限られます。しかし、**過酸化脂質は血管、臓器、皮膚に付着して、活性酸素よりも作用時間が長く、細胞の内部に浸透します**。たとえば、ＬＤＬ（低密度リポタンパク質）に取り込まれて、動脈内膜に付着して動脈硬化を起こし、心筋梗塞や脳卒中の原因にもなります。

皮膚の角層に過酸化脂質が付着すると、皮膚の保湿機能が低下します。アトピー患者さんはただでさえ皮膚が弱く乾燥しがちなのに、過酸化脂質が多くつくられることによって、さらに皮膚の働きが弱くなって、アトピーが起こりやすくなります。

したがって、アトピー患者さんにとっては、活性酸素そのものよりも、**過酸化脂質を増やさないためのケア**をしてもらいたいのです。

活性酸素　＋　脂質　＝　過酸化脂質

活性酸素に脂質が加わることで過酸化脂質になります。ここでいう脂質とは、正確には不飽和脂肪酸を指しますが、**一般的な油・脂肪すべてだと考えてください**。体内のコレステロール、中性脂肪、また、食品や化粧品などに含まれている油脂類すべてです。とくに体内に脂質を増やす大きな原因のひとつが食の欧米化です。詳しくは後述しますが、アトピー患者さんは動物性脂肪を中心とした食事を避ける努力が必要です。

ここまでの話をまとめましょう。

①一九七〇年代以降発生した汚染化学物質が、体内に活性酸素を大量に発生させる。
②余った活性酸素が体内の脂と結合し過酸化脂質が過剰に産生され、皮膚の保湿機能を低下させて、アトピーが悪化する。

最近のアトピーの激増、重症化は、患者さんが医師にかかる割合（罹患率）の増加だけでは決して説明できない事態にまできていることを理解してもらいたいのです。

第3部

薬に頼らずアトピーを治す方法

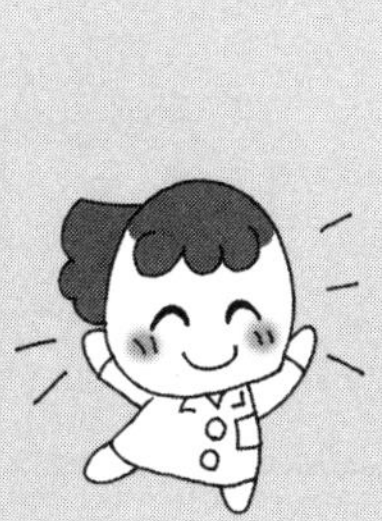

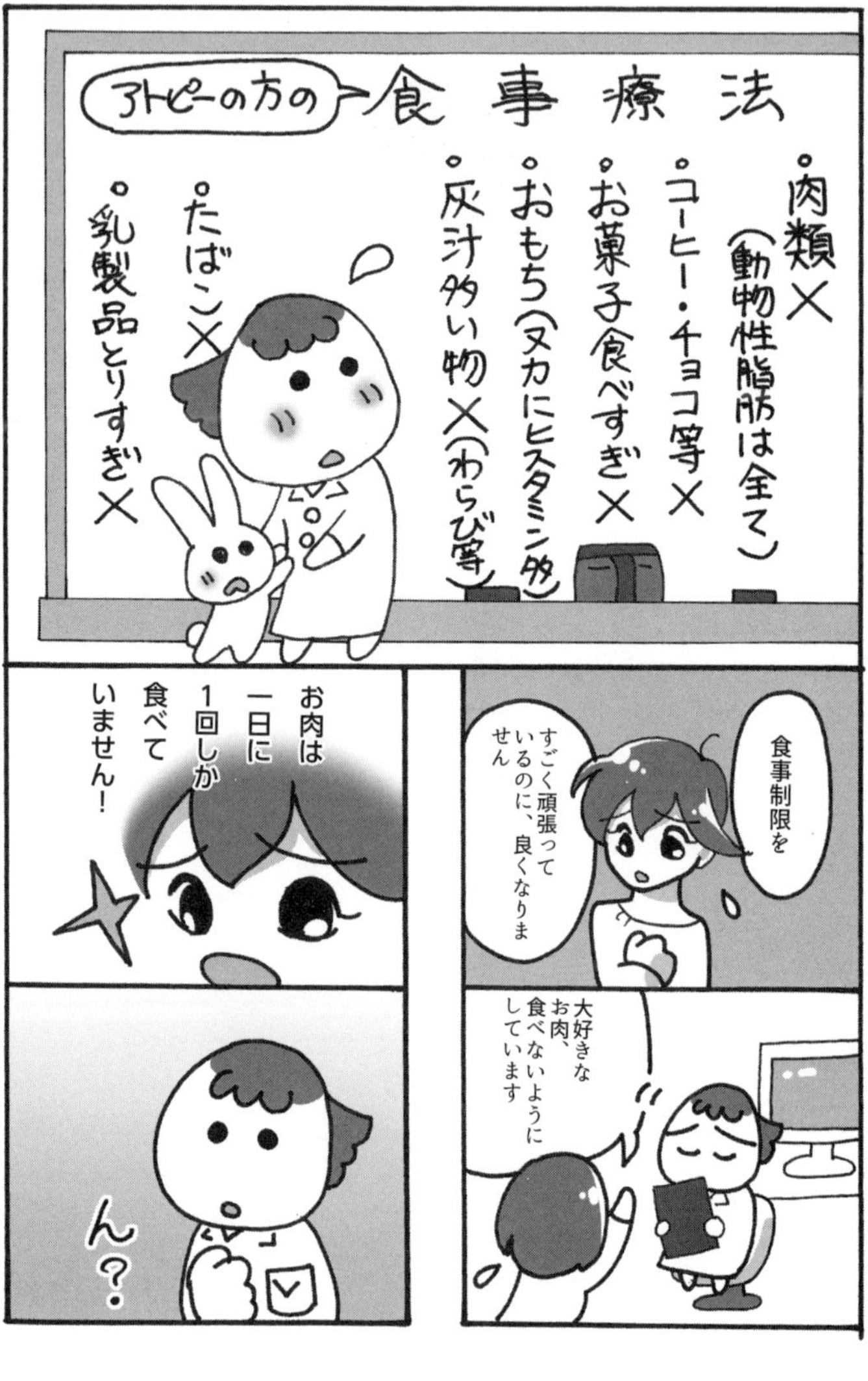
アトピーの方の食事療法
・肉類×（動物性脂肪は全て）
・コーヒー・チョコ等×
・お菓子食べすぎ×
・おもち（ヌカにヒスタミン多）
・灰汁多い物×（わらび等）
・たばこ×
・乳製品とりすぎ×
食事制限を
すごく頑張っているのに、良くなりません
お肉は一日に1回しか食べていません！
大好きなお肉、食べないようにしています
ん？

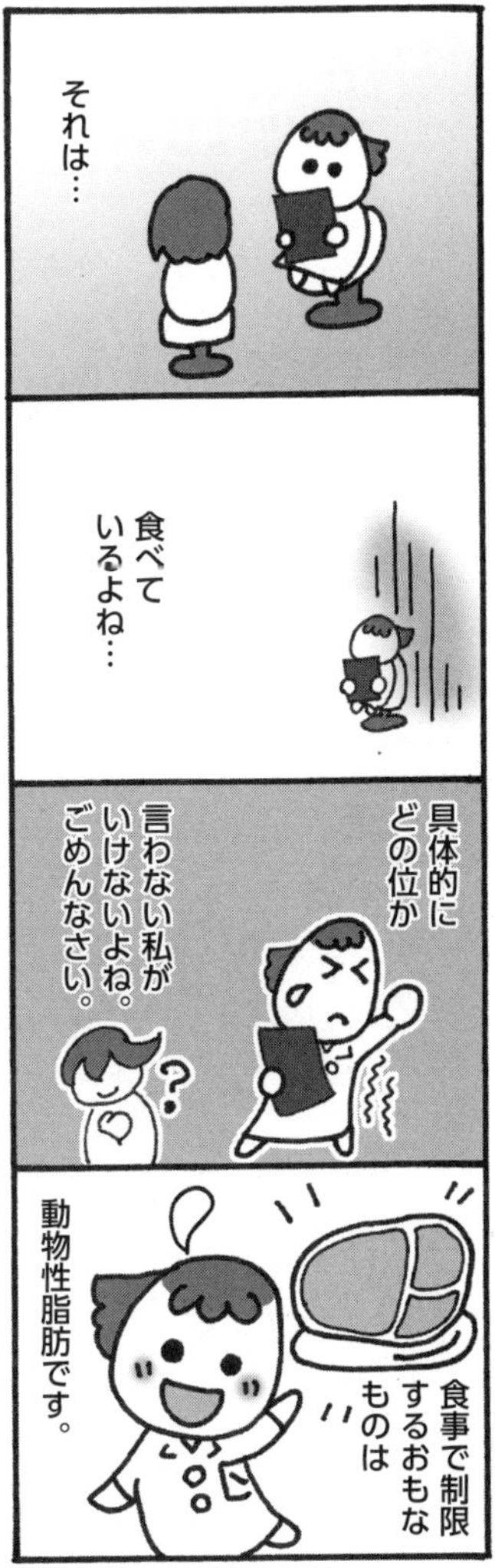
それは…
食べているよね…
具体的にどの位か
言わない私がいけないよね。ごめんなさい。
食事で制限するおもなものは
動物性脂肪です。

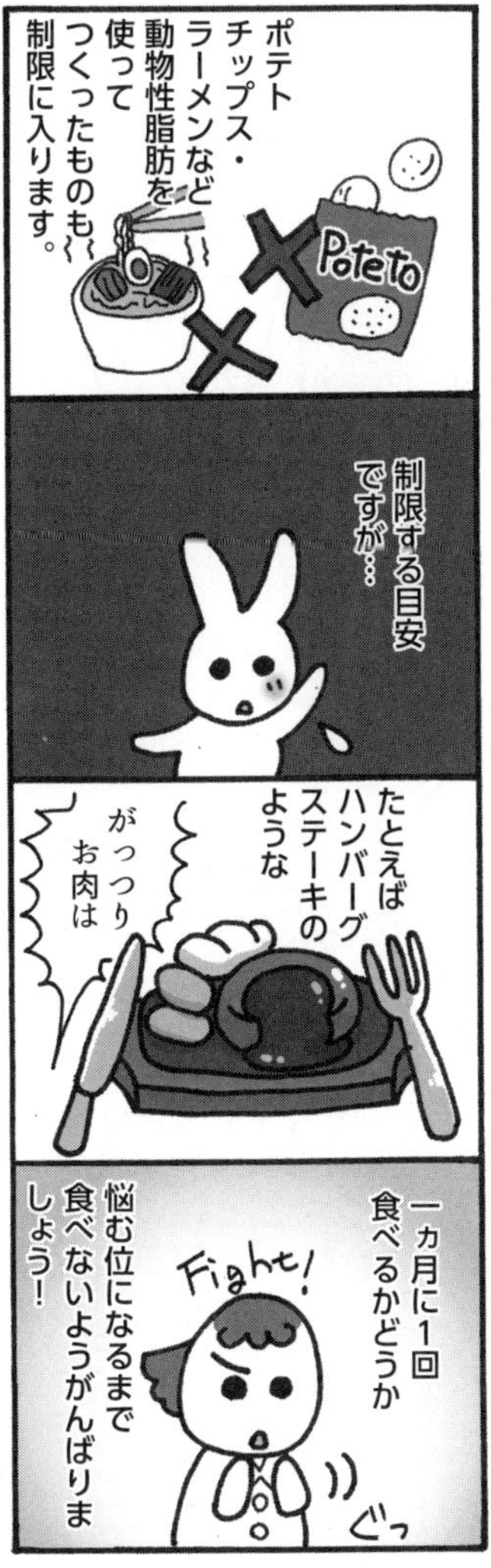
ポテトチップス・ラーメンなど動物性脂肪を使ってつくったものも制限に入ります。
Poteto
制限する目安ですが…
たとえばハンバーグステーキのような
がっつりお肉は
一ヵ月に1回食べるかどうか
悩む位になるまで食べないようがんばりましょう!
Fight!
ぐっ

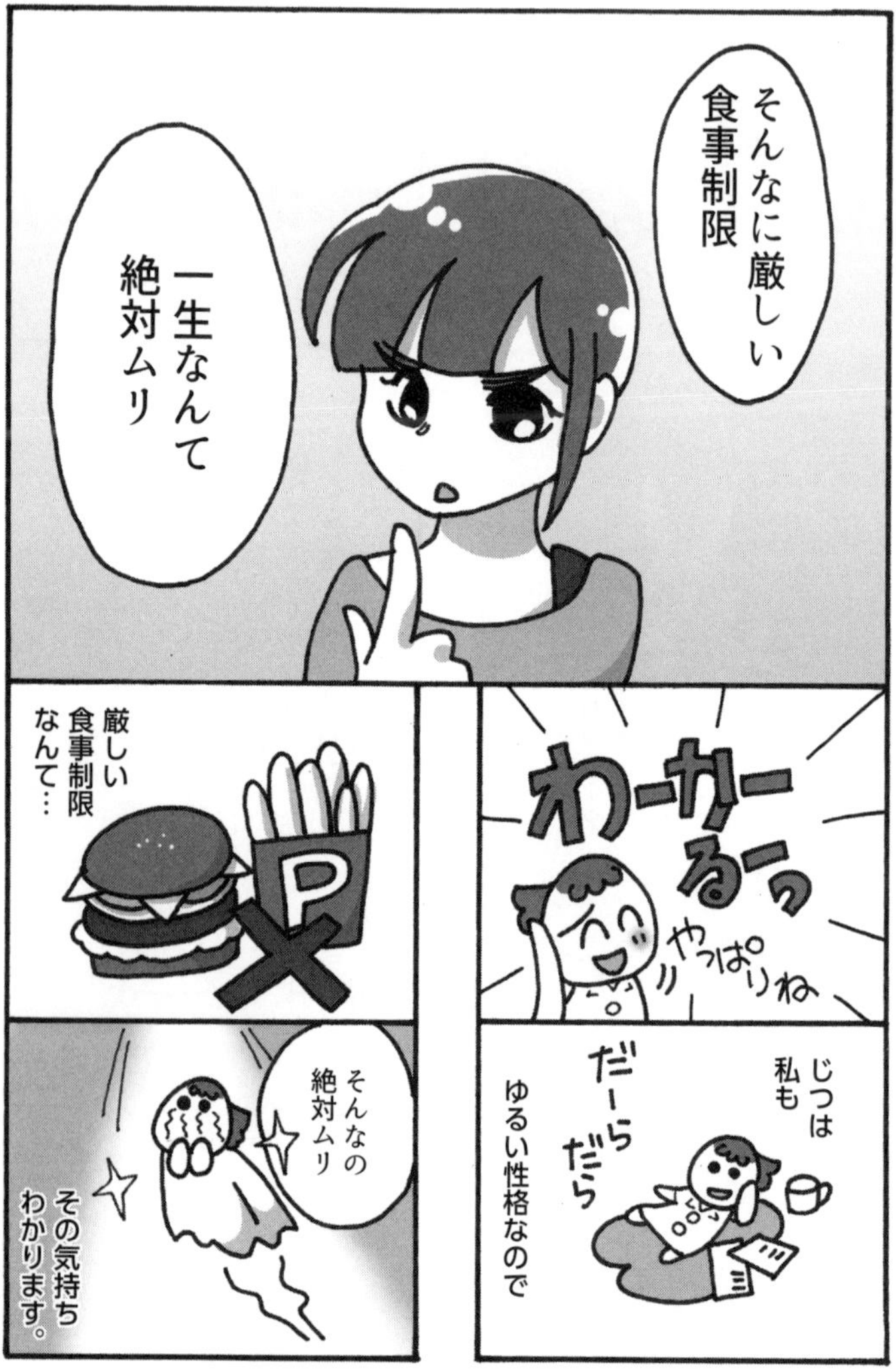

そんなに厳しい
食事制限
一生なんて
絶対ムリ
わーかーるーっ
やっぱりね
厳しい
食事制限
なんて…
じつは
私も
だーらだら
ゆるい性格なので
そんなの
絶対ムリ
その気持ち
わかります。

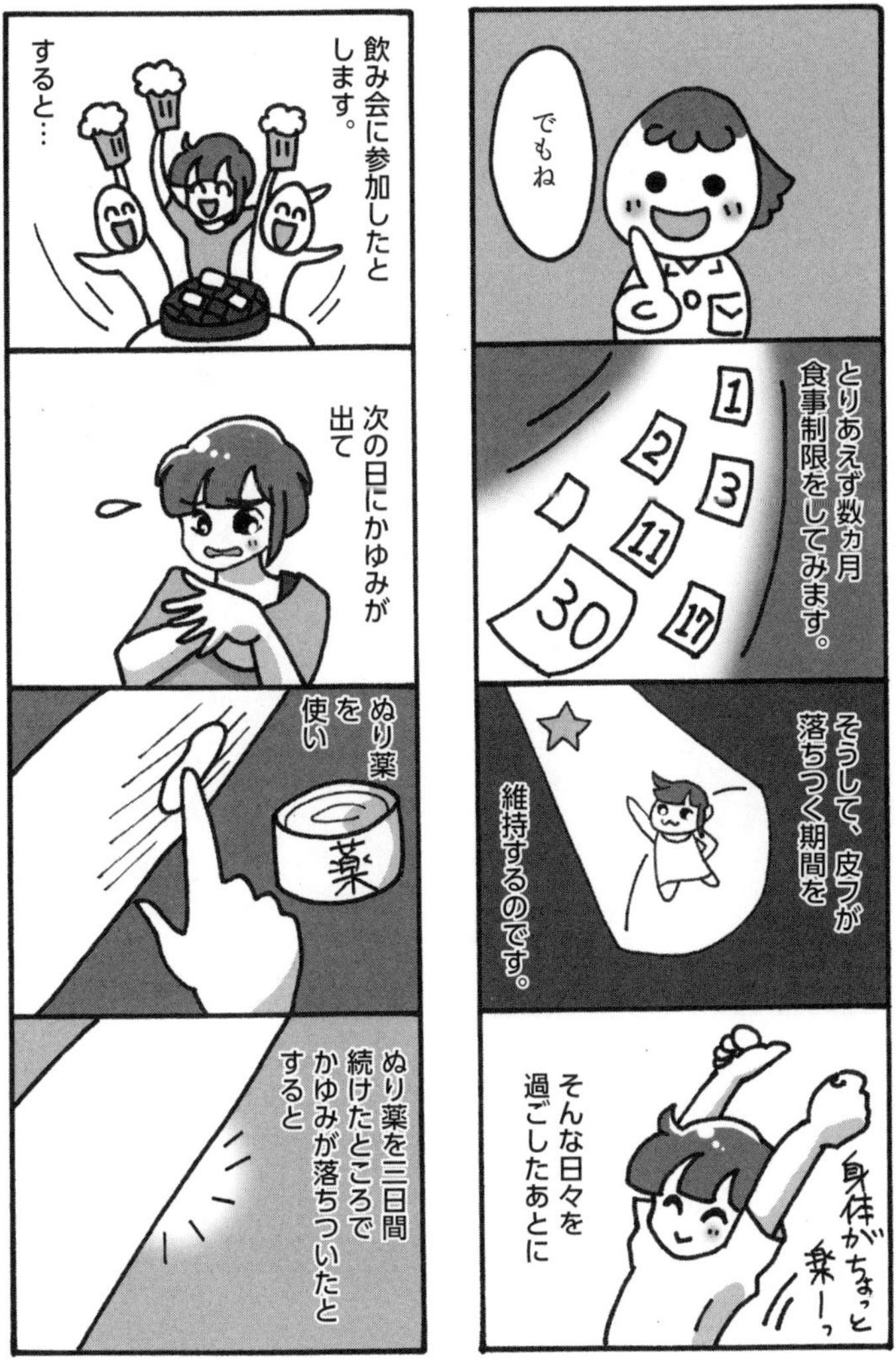
でもね
とりあえず数ヵ月
食事制限をしてみます。
1
2
3
11
17
30
そうして、皮フが
落ちつく期間を
維持するのです。
そんな日々を
過ごしたあとに
身体がちょっと楽ーっ
飲み会に参加したと
します。
すると…
次の日にかゆみが
出て
ぬり薬
を
使い
薬
ぬり薬を三日間
続けたところで
かゆみが落ちついたと
すると

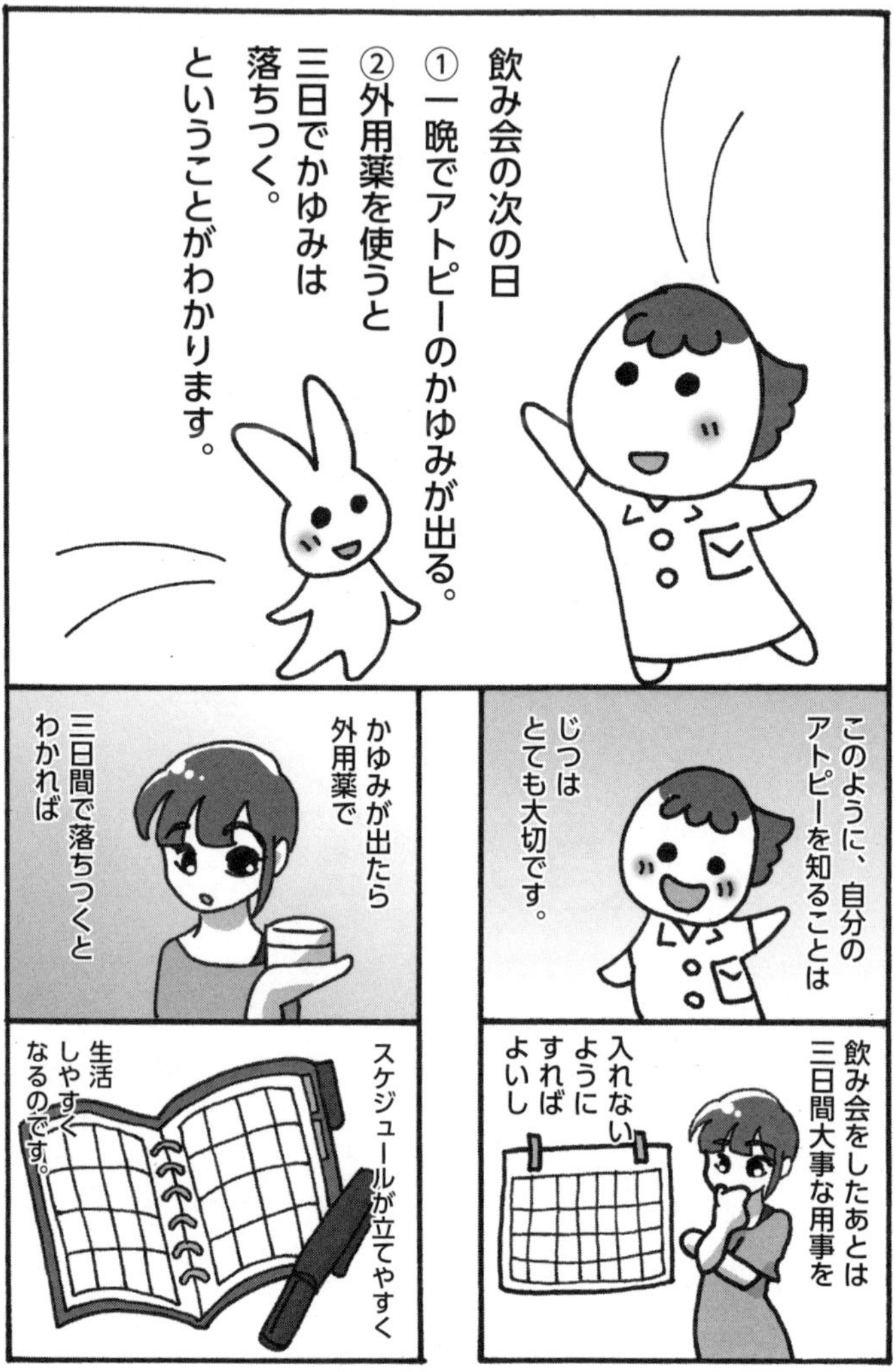
飲み会の次の日
①一晩でアトピーのかゆみが出る。
②外用薬を使うと
三日でかゆみは
落ちつく。
ということがわかります。
このように、自分の
アトピーを知ることは
じつは
とても大切です。
飲み会をしたあとは
三日間大事な用事を
入れない
ように
すれば
よいし
かゆみが出たら
外用薬で
三日間で落ちつくと
わかれば
スケジュールが立てやすく
生活
しやすく
なるのです。

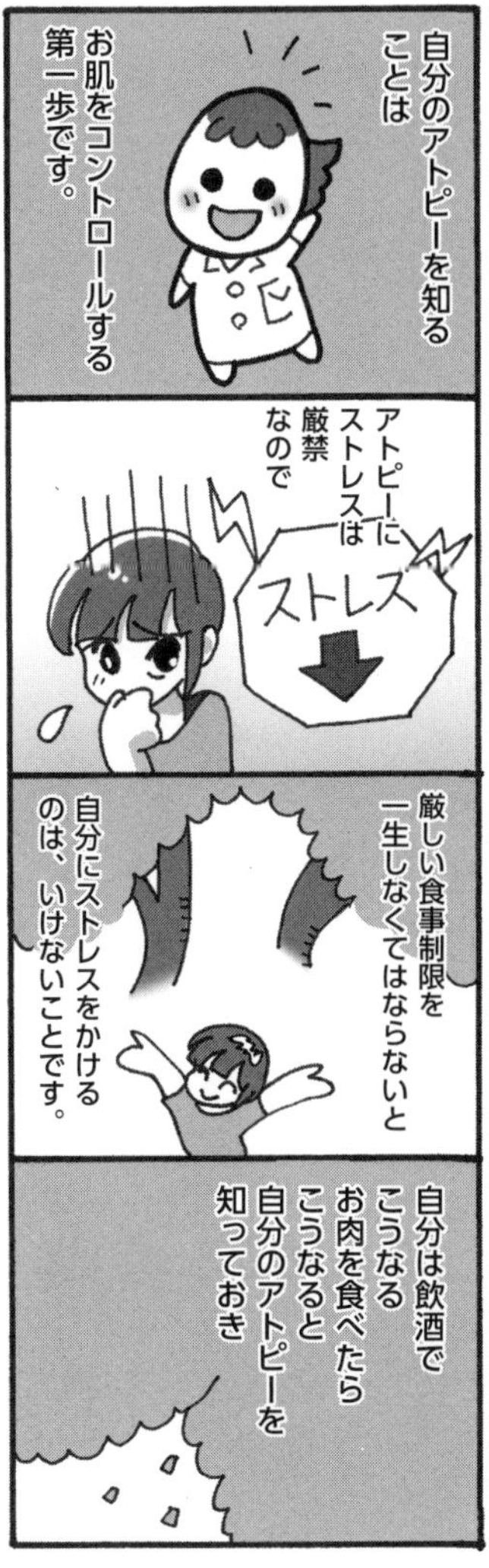
自分のアトピーを知ることは
お肌をコントロールする第一歩です。
アトピーにストレスは厳禁なので
ストレス
厳しい食事制限を一生しなくてはならないと
自分にストレスをかけるのは、いけないことです。
自分は飲酒でこうなる
お肉を食べたらこうなると
自分のアトピーを知っておき

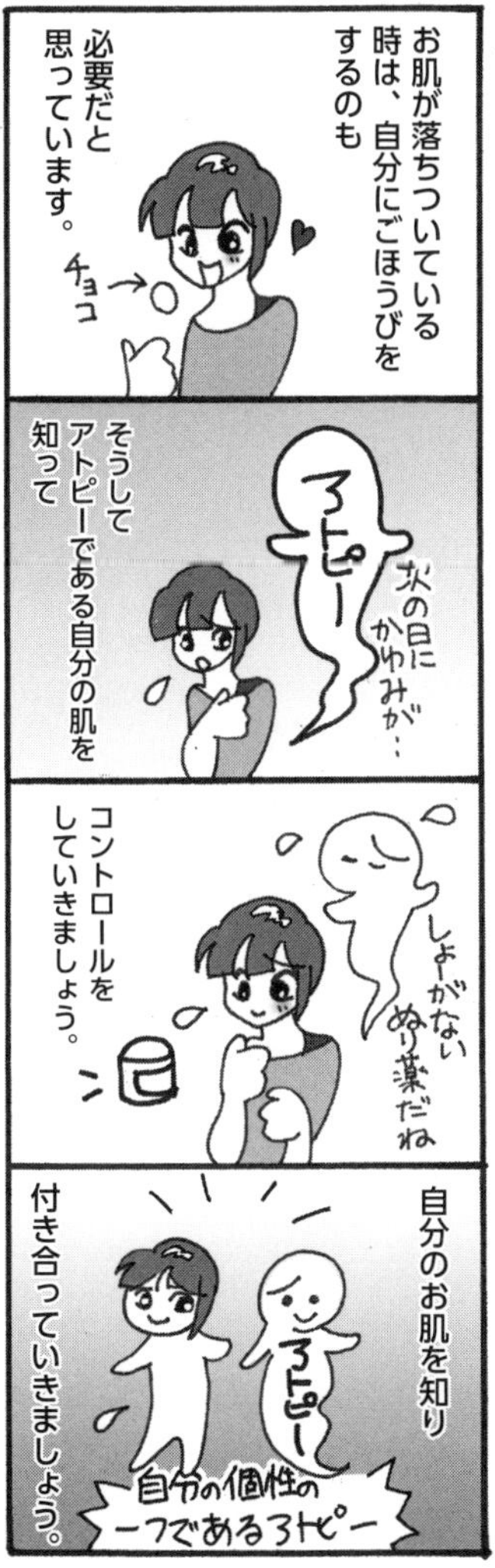
お肌が落ちついている時は、自分にごほうびをするのも
必要だと思っています。
チョコ
アトピー
次の日にかゆみが…
そうしてアトピーである自分の肌を知って
しょーがないぬり薬だね
コントロールをしていきましょう。
自分のお肌を知り
付き合っていきましょう。
アトピー
自分の個性の一つであるアトピー

食事編

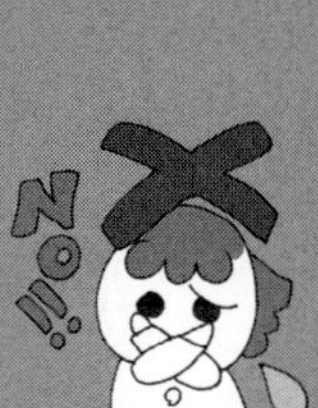

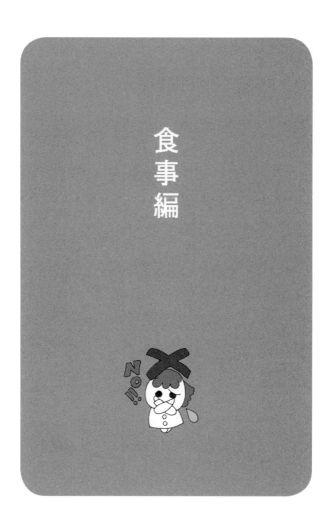

アトピーにもっとも有効なのは体質改善

アトピーは体質であり、生まれ変わらないかぎり付き合っていかねばならないとお伝えすると、「かゆみが出ても、病院に行けばいい。薬を塗ればいい」と考える人がいます。

気持ちはわかりますが、体質改善に取り組めば、アトピーを発症する回数は大きく減らせます。からだにとっても負担が軽減します。

［アトピー性皮膚炎増加、重症化の原因］

①ご本人の体質：金属アレルギー、喘息、アレルギー性鼻炎、（小児）食物アレルギーなど

②生活習慣：動物性脂肪を含む食事、寝不足、過労、ストレスの多い生活など
③環境：環境汚染の悪化、ハウスダスト、ダニ、皮膚に影響のある化学物質、新築家屋など

これまで述べてきたとおり、アトピーが重症化する原因に、環境汚染によって発生した活性酸素が体内の脂質と結合し、過酸化脂質をつくり出している点が挙げられます。

もともとの原因である環境汚染はどうすることもできないので、発生する活性酸素と結合する脂質の摂取を制限することで、アトピーの悪化を防ぐことができるのです。

食物アレルギーがある場合には、言わずもがなですが、それ以外でアトピーを悪化させる食品が何か、はっきりとした根拠のあるものは少ないと言え

ます。

基本的には、口にしてみて皮膚症状が悪化した食品は控えてください。個人差が大きいので、自己の経験をもとに、何が自分の皮膚症状に影響を与えるのかを知ることがとても大事です。

昔は子どもに限られ軽症だったアトピーが、最近では成人型化、重症化してきた原因のひとつとして（13歳以上は食生活がアトピーの直接の原因にはなりにくいとはいえ）、日本人の食事が、肉や乳製品の多い欧米食主体になったことが挙げられます。つまり、現代の食生活が過酸化脂質の原料を大量に摂取するようになってしまったのです。

✕ 食べてはいけないもの

肉

牛肉、豚肉、鶏肉

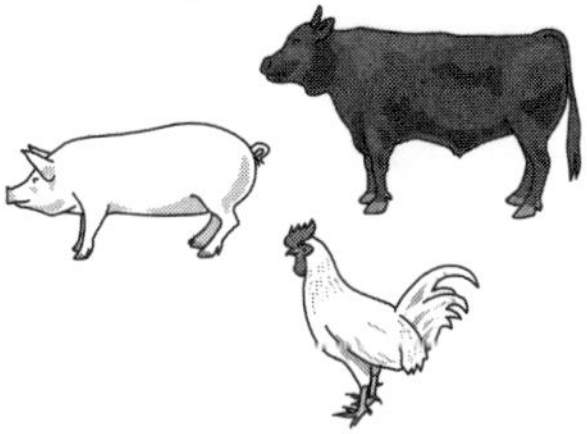

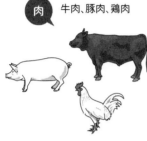

油脂性の高いもの

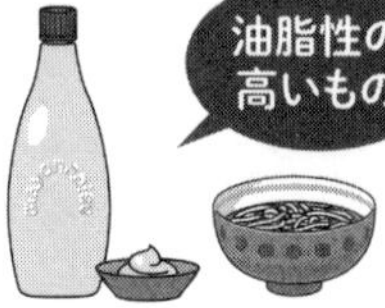

マヨネーズ、マーガリン、ラーメン、カレーのルーなど

乳製品

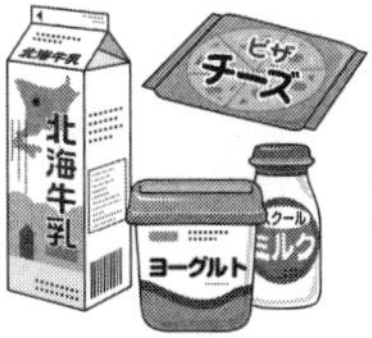

牛乳、バター、チーズ、ヨーグルトなど

ぬかを多く含むもの

＊ぬかにはヒスタミン含有量が多い

玄米、餅、おかきなど

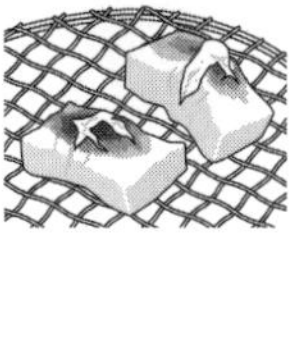

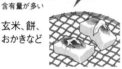

灰汁の強いもの

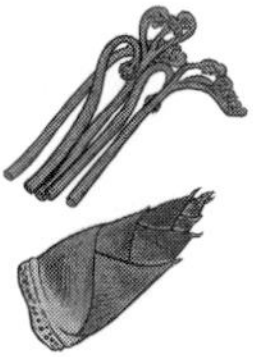

わらび、タケノコ

嗜好品

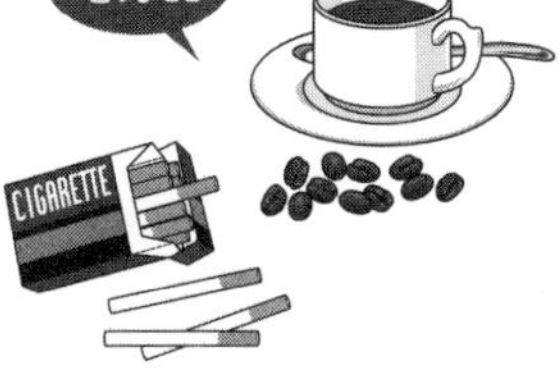

タバコ、コーヒーやチョコレート、ココアなどの南国の豆由来のもの

菓子・甘いジュース類

甘いお菓子、ポテトチップスやスナック菓子などの油物含む

△ 食べ方によるもの

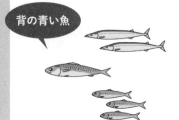

背の青い魚

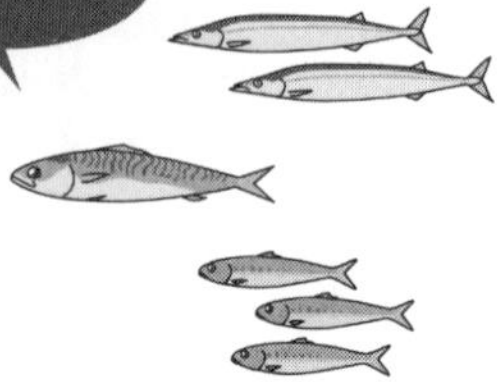

サンマ、さば、いわしなど

植物性油

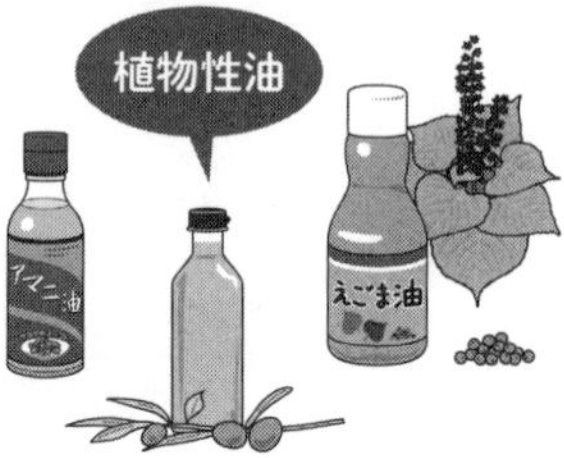

アマニ油、オリーブオイル、
MCTオイル、ごま油、なたね油

○ 食べてよいもの

ビタミンA

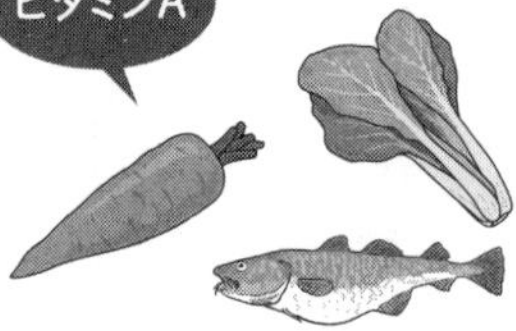

小松菜、人参、タラ（魚）など

ビタミンC

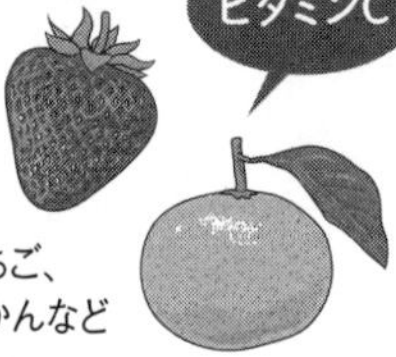

いちご、
みかんなど

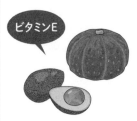

ビタミンE

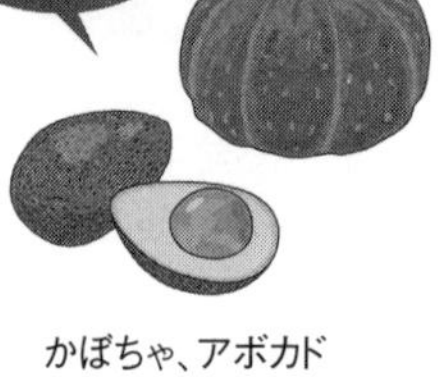

かぼちゃ、アボカド

ポリフェノール類

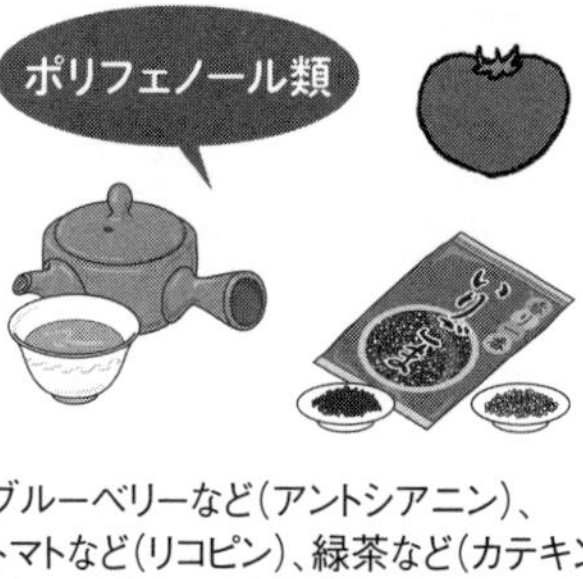

ブルーベリーなど（アントシアニン）、
トマトなど（リコピン）、緑茶など（カテキン）、
ごまなど（ゴマリグナン）

✕ 食べてはいけないもの

✕ 動物性脂肪はNG食品

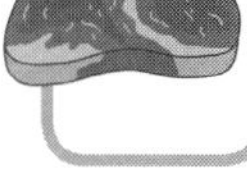

具体的には、**肉類**は摂取してはいけません。端的に言えば、欧米食と言われてイメージされるようなものはほとんどが脂肪が多いです。

また、**マヨネーズ、マーガリン、バター**は動物性脂肪の多い食品です。そういうものが大量に入っていそうな食品、たとえば、**ラーメン、甘いお菓子**やポテトチップスのような**スナック菓子**もNG食品だというふうにわかってくると思います。

世にはカロリーオフの食品もたくさん出回っています。しかし、アトピーの体質改善はカロリーとは関係がないので、ヘルシーになっていても油がたくさん使われていればトピーを悪化させます。

✕ 乳製品は避けるべき食品

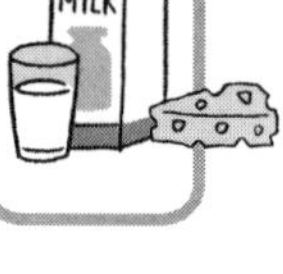

牛乳、ヨーグルト、チーズ……乳製品のなかにも、やはり動物性の脂肪は含まれています。乳製品がNGというよりも、乳製品を摂取することで動物性脂肪のとり過ぎにつながる恐れがあるため、大量にとることは控えましょう。

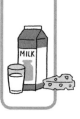

× 意外と知らない、ぬかや灰汁の弊害

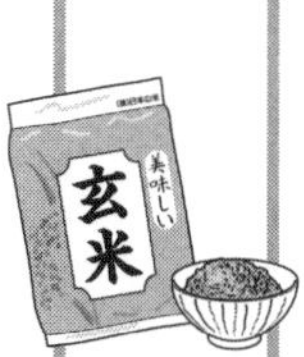

自然回帰を推奨する治療院などでは玄米菜食を奨励するところもありますが、玄米菜食はアトピー患者に限っては、**玄米**の表面に脂の多いぬかが大量についており、ぬかのヒスタミンがかゆみの原因となります。ご飯に関しては玄米より白米のほうがアトピー患者にとっては良いこともあるのです。同じ理由で**餅**や**おかき**にも注意してください。

大豆アレルギーの人が豆腐を食べても皮膚炎が悪化しないケースがありますが、これは豆腐は大豆の脂が取り除かれているからです。

また、灰汁の強い食べものはアトピーを悪くします。**レンコン、タケノコ、山芋、ごぼう、うど**などの根菜、**ぜんまい、わらび**などの山菜、**なす**などの

夏野菜も灰汁が強いので要注意です。

✕ 南国由来の豆もNG食品

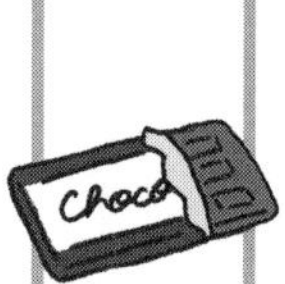

食事アレルギーとは別にアトピー患者が全般に食べたり飲んだりしてはいけないものに、**チョコレート、コーヒー、ココア**があります。これらの嗜好品は血管壁の刺激物質であり、とくにチョコレートを食べている人は治療をしても持続的に悪化していくことも多いです。

南国のコーヒー豆やカカオを原料としているチョコレートも避けることを推奨しています。タンポポコーヒーはタンポポの根からつくっているのでOKです。チョコレートも同様で、南国の豆由来でなければ問題はありません。

✕ アルコールは嗜む程度に自己責任で

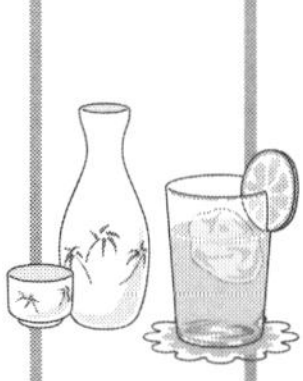

先述したとおり、甘いものは控えてもらいたいので、当然、**甘い飲みもの**もすべてNGです。**アルコール**は血管拡張作用でかゆみを促してしまいます。最近は糖質ゼロのビールが出ていますが、食品について質問されたときには「中身はどんなものが入っているんでしょうね？」と患者さんに聞いていますす。自分でイメージして、中身がわからないものは手を出さないほうがベターです。

ただ、アルコールは血管拡張作用があるので、やはり飲みすぎはよくないです。肝臓の処理スピードを速めることはできないので、ほんとうなら飲まないほうがいいのです。

お酒が楽しみの人もいますから、患者さんには「アルコールは血管が長い時間拡張して肝臓に負担をかけてしまうので、肝臓の処理能力には個人差がありますが、３５０ml缶１本までなら許容量でしょう。それ以上は自己責任です」と伝えています。

✕ タバコはあらゆる病気に悪影響

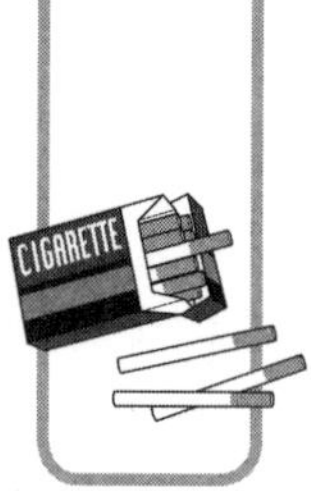

タバコはすべての病気に対してＮＧです。医学生のときに、試験問題で病名の説明を書くときに、必ずタバコはＮＧと入れていました。そのくらいタバコはあらゆる病気に関わりがあります。

アトピーと糖尿病の関連性

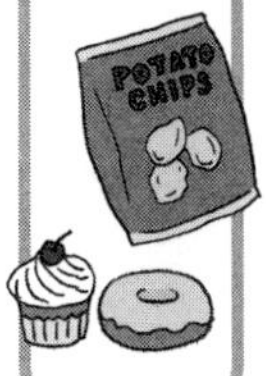

アトピーと糖尿病の関連性が出ているというデータがあります。糖尿病がある人はアトピーになりやすいです。**甘いもの**のとり過ぎはよくありません。これは脂肪分の多いものは控えるという意味なので、**クッキー、ケーキ、プリン**のようなものは避けてください。どうしても甘味が欲しい人は、自分でつくる寒天ゼリーなどは比較的動物性脂肪が少ないです。

また、高血圧の人は減塩指導をされますが、アトピーに関しては塩分はあまり影響しません。

△ 食べ方によるもの

△ 背に脂の多い青魚は要注意

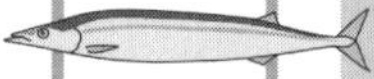

肉類はもちろん、脂っこい**ウナギ**などもアトピーを悪化させます。いきなり脂質をすべて抜くと栄養素として不足してしまうので、最初はお肉を抑えて、それでも症状が収まらない人は脂の多い**青魚（さんま、サバ、いわし、ハマチなど）**を抜いていってもらいます。

背の青い魚は不飽和脂肪酸であるＤＨＡを大量に含みます。このＤＨＡは不飽和脂肪酸の中でもオメガ３と呼ばれる脂肪酸で、炎症を抑える働きがあります。

しかし、その性質から活性酸素により酸化されやすいのです。酸化されると過酸化脂質となり、体内で組織破壊などの悪さをします。そのため、酸化されていない新鮮な魚を食べる分には可とします。**干し物や調理した翌日の魚は**酸化しているので食べないように気をつけてください。

△ 甲殻類はＯＫ食品か？

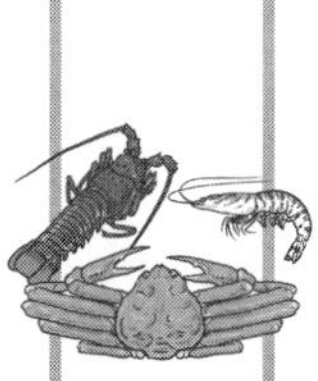

甲殻類自体はアトピーには影響しませんが、甲殻類アレルギーの人がいます。どうしてもＮＧ食品が食べたくなったら、急性期でなければストレス解消に多少は許容してもよいでしょう。リフレッシュのために一ヵ月に一度食べるなどです。ただ、そのあとの症状や体調の変化をよく観察してください。

△ 植物性油だから安心⁉

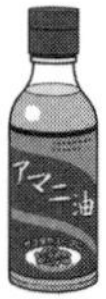

不飽和脂肪酸は、飽和していないので活性酸素とくっつきやすく、過酸化脂質になってしまいます。

先に、過酸化脂質の「脂質」とは油・脂肪などからだの中のコレステロール、中性脂肪、また食品、化粧品の中に含まれているいわゆる油脂類をすべて指すと言いました。

脂質の質を変えれば、過酸化脂質の質も変わるかどうかははっきりとはわかっていません。臨床的に言えば、油はどんなものでも多すぎるとアトピーに影響します。ですから、**いい油でもとり過ぎはとくにアトピーの人には悪影響をおよぼす**と考えています。

完全にカットするのは難しいでしょうから、アマニ油、オリーブオイル、MCTオイル、ごま油、なたね油など植物性の油をたっぷりではなく、今までの半分に減らして使いましょう。

天ぷらなど衣がついているものは油を吸いやすいので大量に食べないようにしてください。同じ衣がついているものでも動物性のラードが使われていそうなフライなどは食べないように気をつけてください。

まずは動物性脂肪をやめるところから食事改善を始めてもらいたいです。次に、脂っぽい青魚、あとはウナギの皮などを控えてもらい、それでも症状が収まらない人には、植物性の油もカットするという話になりますが、アトピー患者さんと話していて、動物性脂肪を徹底カットしていて、植物性脂肪でもさらにトラブルを起こしているケースはあまりありません。たいていは動物性脂肪をカットすればかなり改善します。

○ 食べてよいもの

○ 積極的に摂りたい抗酸化物質を含んだ食品

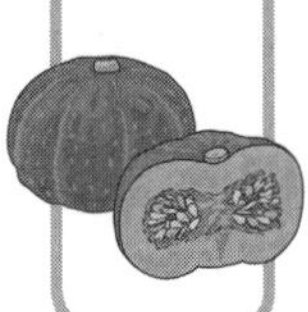

逆に、食べてもいい食品は、活性酸素から身を守るための抗酸化物質です。抗酸化物質にはビタミンA（小松菜、人参、タラなど）、ビタミンC（いちご、みかんなど）、ビタミンE（かぼちゃ、アボカド）、またブルーベリー（アントシアニン）、トマト（リコピン）、緑茶（カテキン）、ごま（ゴマリグナン）などのポリフェノール類があります。植物に含まれる色素であるフラボノイドやタンニン類もポリフェノール類です。

サプリメントは効果があるのか？

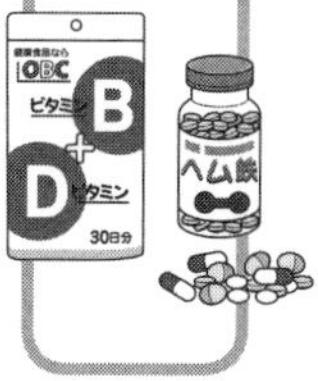

「東南アジアから輸入されているサプリメントを使っているのですが、アトピーには効きますか？」

診療ではこうした質問も受けます。抗酸化作用を期待してサプリメント類を摂ったほうがいいと思われているのです。

サプリメントでもビタミン剤でも、もし、あなたがそれを飲んで体調がよくなったと感じているのなら、飲み続けたらいいと思います。もし何か少しでも異変を感じたら、直ちにやめましょう。

たとえば、アトピーの人はデリケートな肌なので、市販のビタミンC剤に含有されているパラフィンに反応が出てしまう人もいます。また、ゴム製の包装紙にラテックスアレルギーが出るなど、すべてのサプリメントにそうした可能性があることを理解してください。

今よりもいい状況に体質が変わってきているのであれば、そのサプリメントは飲み続けたらいいでしょう。ただ、ビタミンB群、Cは水溶性なのでどれだけ摂っても尿として排出されます。しかし、ビタミンA、E、D、Kは脂溶性なので、水に溶けずに脂肪や肝臓に貯蔵されます。二年飲んでいたら一ヵ月〜二ヵ月は控えるなど、過剰摂取には注意してもらいたいです。女性でユベラ（ビタミンE剤）を何年も飲んでいるという人もいます。そういう人には休薬を勧めます。

よかれと思って毎日飲むことでいつの間にか調子が悪くなってきたり、肌の敏感さが増すことがあります。成分表示を見ただけではなかなかわからないので、サプリメントを使いたい人は、自分で試して、少しでも違和感があればやめてください。やめるのも治療です。飲み薬も塗り薬の扱い方もすべて同様です。

食生活改善のポイント

ＯＫ食品を紹介すると、その食品ばかりを食べたり、ＯＫ食品の栄養価をサプリメントで摂取しようとする人もいるかもしれません。

アトピーに効く栄養素として推奨されているビタミンＡ、Ｃ、Ｅはお肌にいいということでよくアンチエイジングでも取り上げられます。ただ、サプリメントはあくまで補助食品であって主食にはなり得ません。

アトピーであってもなくても、食事は偏りなくバランスよくが基本です。量は多くても少なくてもよくないので、腹8分目を意識してください。朝食を抜く人も多くいますが、アトピーに対するというよりも健康を考えて3食食べたほうがいいです。

そのうえで、動物性脂肪を控えてください。**お肉を一ヵ月に1回食べるかどうかを悩むくらいがんばって制限してください**。三〇日間で3食としたら90回の食事です。そのうち1回食べるか食べないかと考えるほど、意識をしてください。

レストランに入ったときに、気分でハンバーグをすぐに頼んでしまうようならまだ意識が不足しています。「食事制限中だから控えてきたけど、今月はアトピーの調子もいいから、今日は特別にハンバーグを食べよう」というぐらいの食事の概念をもってもらいたいです。

そのくらいの意識をもって食生活改善に取り組まれる人は、「このあいだ、どうしてもすき焼きが食べたくなったので、お肉は入れずにお麩焼きにしました。それでもおいしいし、かゆみがなくなったほうがありがたい」などと、うれしそうに話されます。

肉類がＮＧと言うと、「ホルモンはいいのですか?」と抜け道を探すような質問を受けることもあります。大事なことは「この食品はＯＫ」「この食品はＮＧ」と暗記することではなく、概念を落とし込んで、自分の食生活に反映することです。動物性脂肪はＮＧだとわかっていれば、ホルモンもＮＧだということがわかります。もし食べるなら脂肪分の少ない鶏胸肉やささみのほうがベターになります。

また、パン、パスタ、うどん、そばなどはNG食品には入っていませんが、これらに食物アレルギーをもっている人はNGです。もっていない人でもアレルギーが出るかもしれないと理解したうえで、あくまでも栄養バランスのいい食事をめざしてください。米類も同様です。先述したとおり、玄米や餅はヒスタミンが多く入っているので、アトピー症状が出る場合があります。

野菜は灰汁の少ないものを選んでください。お芋でもサツマイモの皮には灰汁がありそうですね。そのようなイメージで選んでいってください。

果物の糖は体内に取り入れられやすいので、フルーツは適度に食べてください。あまり多くは推奨しません。

まずは食事制限を一ヵ月実践してもらいます。すると、脂っこいお肉はダメでも赤身肉だったら大丈夫だとか、徐々に自分にとって何がOK食品で、何がNG食品なのかがわかってきます。

もし症状が出たら、お薬を塗って三日間で治るなら、「サーロインステーキ250グラムくらいの動物性脂肪を摂ると、三日で治るな」というのがつかめます。そうすると、デートの三日前からはやめようとか、そういうふうに調整がきくようになります。

一生、食事制限するのは大変でしょうから、「鶏の胸肉だったら少しは大丈夫だったから、今日は魚じゃなくて胸肉を食べよう」といったように、自分のからだに何が良くて何が悪いのかを知るための食品ラインナップをつくっていくのです。

「ここに挙げた食事制限をすべて厳格にやってください」と強く勧めるケー

スは100人に1人くらいの重症患者さんです。ほとんどの人には食品リストを渡して、参考にしてもらっています。なぜなら、自分の普段食べているものの何がアトピーを悪化させているか、意外と知らない人が多いからです。ですから、「コーヒーやチョコレートをやめただけでよくなった。お肉やお魚は何を食べても大丈夫」という人もいます。

肝心なのは過酸化脂質を体内に増やさないことです。そのために動物性脂肪を控えて、活性酸素をなるべく抑える生活習慣に改善すること。そのためのひとつとして食生活を変えることです。

睡眠・ストレス編

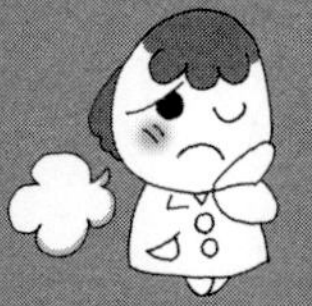

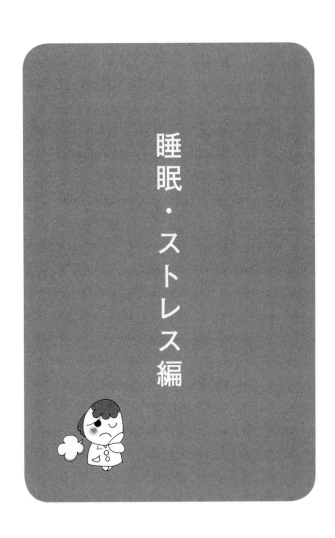

ストレスはかゆみを増す

軽症な人ほど多いのが、「完璧にOK食品にしたのに治らない」というケースです。OK食品しか食べず、栄養バランスを崩してしまっています。食事の基本は栄養バランスという考えがベースにないまま、OK食品ばかりを食べるのも体調を悪化させてしまうリスクがあります。食品ラインナップをつくるといっても、バランスよく食べるといった食の大前提を忘れないでください。

また、「アトピーは乾燥肌です」とお伝えすると、「保湿剤を1時間置きに塗って乾燥しないようにしています」といった答えが返ってくることもあります。何度も皮膚を触る行為は、皮膚には過刺激になってしまい、その刺激によりアトピー症状が出てしまう人も結構います。

ストレスもアトピーの要因ですから、**アトピーのことだけを気にし過ぎる生活もよくありません**。

ストレスはセラミドの減少、保湿因子のひとつで天然のアミノ酸であるピロリドンカルボン酸の減少、脂質の合成低下、細胞間の接着機能を補うデスモグレインというタンパク質の発現を低下させて、皮膚のバリア機能が低下することがわかっています。

つまり、まったく行動しないものぐささんも完璧主義者も、体質改善にはプラスには働きません。病気ではなく、体質だということを知っていただいて、からだと相談しながら好きなことを楽しみ、ストレスになり過ぎない程度にケアを続けながら症状が出ないようにうまく付き合っていく。生活習慣改善は適度にできるところから少しずつ取り組んでみてください。

「寝不足、過労、ストレス」のケアは重要

ストレス対策を聞かれたときには、**「ちょっとした時間でも自分が寝ている状態に近づけてください」**とアドバイスします。

私たちはからだを休めようとするとき、横になろうとします。わたしは、少しでも時間があればできるだけ寝る体勢（右下の横向き）に近づけて、目を瞑って、できれば部屋を暗くします。完全には寝ませんが、そういう休憩の取り方をしています。

横になれなければ椅子のリクライニングを倒したりして、立つよりも座ったほうが、座るよりも横になったほうが、横になるなら足を伸ばしたほうが寝ている状態に近づきます。いちばん簡単にできるストレス対策です。

寝る姿勢も仰向けなのか、うつ伏せなのか、横向きなのか、人それぞれ違うので、自分の寝ているときの体勢にできるだけ近づけることでからだは休まります。ちょっとした時間でも寝ている体勢に近づける時間をもつことはお勧めしています。

今はリモートワークなどで、ソファで横になったら、そのまま寝てしまうと心配される方もいますが、医師としては過労やストレスになるくらいだったら十分に休んでもらいたいです。

先に述べたとおり、受験勉強をやり始めると急にアトピーが悪くなったり、就職して気を遣う仕事に就くと皮膚炎が悪化することが多々あります。世間一般では、食物アレルギーの究明がアトピーの治療のひとつとして非常に強調されている反面、この精神的な面はあまり注目されていませんが、「寝不足、過労、ストレス」のケアはアトピーの治療にとって大切なもののひとつだということを忘れないようにしてください。

食事の時間を一定にして睡眠のリズムをつくる

アトピー患者さんには睡眠トラブルも多いです。睡眠不足が問題だといっても、現代では「22時には寝なさい」「睡眠時間は8時間で」というのはあまり現実的なアドバイスではありません。

自分なりの生活リズムをあまり乱さないようにしましょう。たとえば、夜勤の仕事で、夜12時に食事をしている人であれば、毎日その時間に食べるようにする。本来は、朝7時、昼12時、夜7時と規則正しく食べるのが理想ですが、難しければ食事の時間をなるべく一定にして、自分なりの生活リズムをつくりましょう。朝食の時間が決まっていると、毎朝7時に朝食をとり、6時間の睡眠が必要なら、深夜1時には入眠するというように生活リズムが築けます。

一日のうち入浴後、食事をしたあと、眠る前、朝起きてすぐは、体温が上がっていてかゆみが出てしまいがちです。中途覚醒してしまったときには手間ですが、保湿剤を塗り、かゆみが引かないようなら外用薬を塗ってください。それでも眠れないときには抗アレルギー薬を飲んでもらいます。

運動との付き合い方

運動のしすぎも活性酸素を増やしてしまうのでよくありません。重症の患者さんは、夏は**野外のスポーツ（野球、サッカーなど）**は避けてください。活性酸素をたくさん生み出さない適度なものを推奨します。また、格闘技など密室でおこなうものはほこりや菌が心配です。

アトピーの人は、汗でも皮膚がかぶれてしまうので、すべてを制限しなければならない話になってしまいます。せめて汗をかいたあとはしっかりとシャワーを浴びて、その後に保湿剤を塗ってください。アトピーを気にするのはよいことです。しかし、アトピーより大事なものが人生にはあります。たとえばお子さんが野球をしたいのに、紫外線に当たるからダメだと制限するよりは、なるべく紫外線に当たらない（傘や帽子を使用する）、汗をかかないことに気をつけて、スポーツも楽しんでもらえるような人生を願っています。

海水浴やプールも制限し過ぎない

巷には「海水浴、紫外線、オゾン療法がアトピーにいい」という説が流布し、実際にアトピーの治療に用いられたりしています。

布団を天日干しにするのは紫外線によって生まれる酸素の殺菌効果を狙ったものです。

昔、殺菌に必要な適量の紫外線が地上に降り注いでいたときは、紫外線はむしろ感染を合併したアトピーなどの皮膚疾患に必要とされ、とくに太陽光線が弱い高緯度の北欧あたりではアトピーに海水浴などでの直射日光、紫外線による治療が奨励されていました。

ところが、現代はフロンガスによってオゾン層が破壊されたことで、適量以上の紫外線が地球に届いてしまい、過剰な活性酸素を発生させることにより、アトピーを悪化させています。

スウェーデンやノルウェーなどの北欧の医学誌に〝アトピー性皮膚炎に紫外線療法が有効〟といったタイトルで研究論文が発表されていた「時代」と「場所」は、現在の私たちが置かれた生活環境とはまったくかけ離れたものです。

オゾン層が破壊され、紫外線が異常に強くなり、活性酸素がアトピー悪化の主要原因のひとつとなった今日、このような誤った治療法は絶対にやめなければなりません。

ですから、**本来であれば水泳や海水浴も禁止です**。しかし、体育の授業で一人だけプール見学したり、家族で海水浴に行ったのに子どもだけ入れないのは気の毒です。プールも海水浴も、アトピーだけにとらわれて制限し過ぎないようにしてもらいたいものです。

もしプールに入る人は、プールの水には消毒のためにカルキ（塩素）が投入されているので、カルキによる皮膚炎の心配があります。プールから出るときは、シャワーを多く浴びてからだをよく洗い流してから出てください。

日焼け止めの選び方

日焼け止めは紫外線を吸収するタイプと放出するタイプの2種類がありま

す。アトピー患者さんには、紫外線吸収剤が入っているものは高確率でトラブルが起こります。SPF50以上の日焼け止めにはほとんど吸収剤のほうが入っています。敏感肌用でSPF30などSPFが低いものは吸収剤を使わないからです。ただ、敏感肌用でも吸収剤が含まれている製品も多いので、必ず試しながら使うことを勧めています。

また、髪の毛も黒いため、紫外線を吸収してしまいます。アトピー患者さんはひどくなると脱毛します。いちばんいいのは日傘を使うことですが、帽子をかぶったり、**髪の毛用の日焼け止めスプレー**を使ってください。もちろん紫外線吸収剤が入っていないものです。帽子は汗でかぶれたりするので、推奨は**紫外線カットの機能がある日傘**です。一年中差していただいてかまいません。

生活習慣編

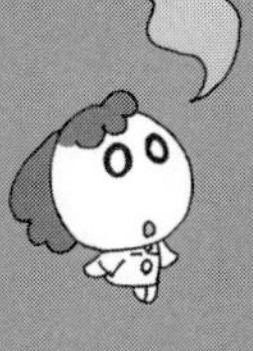

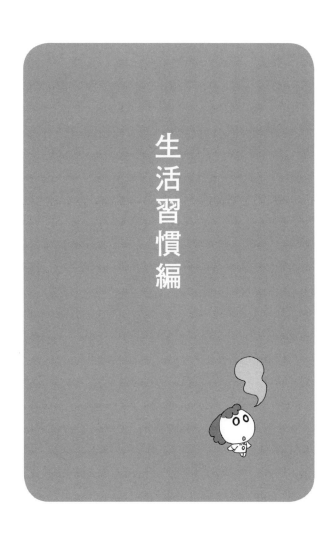

季節ごとの対策

アトピーの人は、気温差がある季節の変わり目には注意をしていただきたいです。春は**花粉症**の季節です。ハウスダストも増えます。夏は**汗によるかぶれと細菌感染**が起こりやすいので清潔にしてください。また**エアコンによる乾燥**にも注意してください。職場の席がエアコンに当たって症状が出てしまうときには、わたしは医師として席替えをしてもらえるよう一筆添えています。医師に相談をしてみてください。

秋は**急激に気温が下がり、乾燥する時期に入ります**。保湿を心がけてください。冬は乾燥はもちろん、こたつなどの暖房器具で蒸れたり、低温やけども起こしやすいです。

また、**マスク**着用でゴムが触れる耳の後ろや汗がたまる鼻の頭などがかぶれてしまうこともあります。わたしは**眼鏡**を長時間つけているとつると接触している部分に反応が出てしまうので、頻繁に外していますし、眼鏡の形自体も変えます。

マスクは外したときに汗が蒸散してしまって、肌をより乾燥させてしまうのです。それに気づかないで保湿せず、コロナ禍ですごく顔が荒れてしまいましたという人は多くいます。

毎日清潔なマスクをつけることはもちろん、できるだけ形も変えましょう。最低でも一週間置きに違う形のマスクをつけるなどケアが必要です。取ったときにすぐ保湿することも忘れないでください。

生活習慣編

薬の服用はできるだけ避けたいさまざまなアレルギー症状

アトピーはアレルギー症状のひとつなので、アトピーの人は**花粉症、喘息、アレルギー性鼻炎**などにもかかりやすいです。花粉症対策の注射はありますが、保険適用されるのはステロイド系の注射です。これは絶対にやめてください。

ノンステロイド系の注射はありますが、春に向けて効果を出すには11月ごろに打っておかねばなりません。

アトピーで花粉症にも悩まされている患者さんには、症状に合わせて抗アレルギー薬を出したり、たとえば、たんをやわらかくするムコソルバンなどの薬を処方します。ただ、できるだけ薬の服用は避けたいです。

温熱用品でかゆみが増幅される

アトピーだと、**こたつや湯たんぽ、カイロ**でかゆみが出てしまうことがあります。使ってはいけないということではありませんが、長時間こたつに入って眠ったり、ストーブにずっと当たっていたり、湯たんぽを一晩中布団の中に入れたり、貼るカイロでずっと同じ部位を温めていると、皮膚がもともと弱いので低温やけどの原因にもなりますし、発疹がひどくなってしまったりします。

選ぶべき洋服の素材

洋服は毎日洗ってよくすすいで天日干ししてください。**素材は綿か絹製のものがよいでしょう**。女性の場合にはストッキングに化学繊維が使われていてかゆくなってしまうことが多いですし、そうした素材でできているインナーを着られない人もいます。なぜか冬に悪くなると思っていたら、ヒートテックで過ごしていたなんてケースもあります。

また、**タグ**は背中をチクチクと刺激するのでできるかぎり切り離してもらっています。裏地がもこもこと毛羽立っているような場合には、小さい子には裏返しにして着させることを推奨しています。できるだけツルツルしている表面を肌に触れさせるようにしてもらうのです。わたしの娘もアトピーなので、1枚目は裏返しに着させています。

タオルも綿や絹にして、肌にごしごしとは使用しないでください。タオルの摩擦はかなり強いのです。押さえて水分を吸い取らせるだけです。髪の毛もゴシゴシと拭き取るのではなく、軽くポンポンと押さえて水気を取ります。

帽子をしたい人は、素材は先に述べたとおり綿か絹のもので、できるだけ通気性のいいものを選んでください。

水仕事の多い主婦や美容師さんなどには、手荒れがひどいという人がいます。アトピーの7割～8割が手湿疹です。

ただ、コロナウイルスの影響で手を洗う機会がますます増えて、保湿剤では追い付かなくなっています。患者さんにはゴム手袋を推奨し、ラテックスアレルギーの人もいるので、布手袋の上にゴムの手袋をして炊事や洗濯をしてもらいます。ただし、軍手や毛糸素材の手袋だと、水分が取られて乾燥してしまいます。最近は綿の保湿手袋が百円均一のショップでも手に入るので、そうしたものを活用してください。

赤ん坊は手袋ができないので、ガーゼで通気性のいいミトンをつくってもらっています。保湿剤やステロイドを手に塗っても口に入らないようにするためです。

デリケートゾーンの正しいケア

下着は女性なら過刺激を避けるためにノンワイヤーのものを推奨しています。また、同じ部位を刺激しないために、形も少しずつ変えたほうがいいでしょう。これは洋服全般で男女ともに言えることです。ベルトなど洋服のデザインによって圧迫するところがかゆくなってしまいます。
また、下着はできればフリルがついているようなものも避けたほうがいいです。

生理用品でもかぶれてしまう人がいます。ただ、デリケートゾーンは保湿力の強い軟こうを使うと汗腺が閉じて、うまく皮膚の代謝ができません。生理用品でかぶれてしまう人はクリーム状の保湿剤を使ってケアをしてください。

パソコン作業などで長時間同じ姿勢だと、鼠径部《そけいぶ》に汗がたまってかゆくなったり、椅子などに接触しているお尻がかゆくなります。**椅子**に座るときにはできればこまめに立ったり、座る体勢を変えて接触する部分を変えたり、あまり硬すぎる椅子には座らないようにしましょう。

宝飾品・金属製品にも要注意

ネックレス、指輪、時計などの貴金属に反応が出てしまう人もいます。わたしは時計やネックレスがダメなので、仕事中は身につけません。皮膚は1枚の臓器です。時計を巻くと手首に発疹が出るわけではなく、顔に出る人もいます。ですから、反応が出てしまうときは貴金属は外してください。とくに汗をかく季節には貴金属に反応が出やすく、細菌がついてしまうリスクもあります。

寝具は清潔第一

布団の化学繊維で反応が出たり、毛布に触れるとかゆみが出てしまう人は、毛布であってもいちばん下ではなく、いちばん上に掛けてください。

わたしは冷え性なので、靴下を履いて布団に入って、からだが温かくなり眠りに落ちそうになったら脱いでいます。一晩中靴下を履いていたら、翌日ゴムの部分がかゆくなってしまうからです。

清潔を保つために、寝具はこまめに天日干しをして殺菌してください。ダニやその死骸でアレルギー反応が出てしまう人もいるので、マットレスの上には、ベッドマッドを敷いて洗濯もこまめにしてください。

生活習慣編

また、マットレス自体も一ヵ月に1回くらい風通しのいいところに立てかけて湿気を逃がしてあげます。

アトピーの人のための正しい着替え方

アトピーの人には着替え方があります。まず上半身を脱いで、上着を着たら、次に下半身を脱いで、下着を着ます。上下に分けて着替えてもらいます。

上も下も脱いでから着替えると、温度差で寒冷じんましんが起こってしまうことがあります。寒冷という名前ですが、暑いところから寒いところでも、寒いところから暑いところでも、寒冷じんましんが出ます。

どんなに短い時間でも上下を脱いでしまうとじんましんが出てしまうことがあります。わたしも娘と一緒にお風呂場で脱衣すると、2人して反応が出てしまいます。

同様の理由で、外出時にはできるだけ脱ぎ着しやすい洋服をお勧めします。いまは冬でも外は寒くても電車内や屋内は暑かったり、一日を過ごす温度が一定ではないので、環境に合わせて温度調節できる服装をしてください。

入浴は20分以内にすませる

よく聞かれる質問ですが、**入浴**が長時間であったり、湯の温度が高すぎるのはアトピーにはよくないので、洗うことを含めて、お風呂場に入ってから出るまで**20分以内**にすませてください。重症患者さんには入浴は一日置きと指導する人もいます。皮膚感染ケアとして清潔にすることは大事です。湯温は手の甲に当ててぬるいと感じるくらいの温度が望ましいです。入浴後は10分以内に全身に保湿剤を塗ってもらいます。

もしアトピーが重症ならボディタオルやスポンジなどの物品は使わないように伝えます。髪の毛を手で洗うように全身も手洗いしてもらいます。背中が届かなければ、その部分だけはやわらかい素材のタオルを使ってください。

ドライヤーで髪の毛を乾かすとかゆくなってしまう人は、じつはシャンプーやリンスがしっかりと落としきれていないこともよくあります。すすぎがうまくいっていないところにドライヤーを当てると強い刺激になってしまうようです。

また、アトピーの人は温度差が苦手なので、冷風モードでも寒冷じんましんが出てしまう人もいます。

シャンプー、ボディソープ、せっけん類は必ずテストをしてから使ってもらいたいです。少しでも反応が出たら替えてください。

また、詰め替え用を使うときには容器を、せっけんはそれ自体を清潔に保って使用してください。よくアトピー用のシャンプーなどもありますが、保湿力がない分、かえって乾燥して症状を悪化させてしまうことがあります。反対にアトピー用のものしか受けつけない人もいて、私自身は完全にいいと思った製品はまだ見つかっていません。

敏感肌用だとしても泡立ちがよくなかったり、泡立ちが悪いと接触性を多くしてしまいます。アトピー用で満足するものに出合ったことがないので、わたしはドラッグストアなどで手に入る市販のシャンプー、ボディソープを使っています。

生活習慣編

温泉や銭湯は入るなとは言いませんが、細菌が心配です。長時間・高温はご法度ですから、長湯は避けてください。

日常の正しいスキンケア

保湿剤・ステロイド剤などの塗り薬は一日1回塗るよりも2回塗ったほうが症状の収まりはよくなります。2回よりも3回塗ったほうがさらに効果的ですが、1回目と2回目ほどの差異は見られません。また、過刺激になってしまう懸念があるので、わたしは一日2回の使用を推奨しています。

清潔にすることは大事ですが、シャンプーは一日1回までです。お湯だけでもかまいません。2回の使用は避けてもらっています。たとえば、運動をされている人で一日3回シャワーを浴びるなら、そのなかでシャンプーを使うのは1回だけです。あとの2回はお湯で流すだけにしてもらいます。**洗顔**は朝晩してもかまいませんが、2回までです。わたしは朝はお湯で洗顔しています。

カミソリなどで**毛剃り**をするなら、一時的に悪くなっても医療脱毛することをお勧めします。とくに夏場は毎日毛剃りをしたりするので、いくらクリームを使っても、クリームにかぶれてしまったりします。若い女性にとても多いです。

入浴時に物品の使用を避けたほうがいいと述べましたが、**美顔ローラーやかっさ**なども控えてもらいたいです。肝斑は女性ホルモンの乱れのほかに、接触性でも起こります。肌の弱い人は眼鏡をかけているだけで、鼻当てのところに肝斑ができてしまったりします。

化粧品・スキンケア商品の選び方

お肌に直接使うものはテストして問題がなければ、何を使ってもかまいません。パックでも、化粧水でも、乳液でも、化粧品でも気に入ったものを使ってください。

化粧水は保湿にプラスになるようなイメージがあるかもしれませんが、アルコール成分や香料に反応が出てしまうことがあります。何かトラブルが起こるようなときは、やめてもらっています。皮膚が過敏になっているときはなんであっても反応が出てしまうので、もったいないかもしれませんが、どんなに高い製品でも使用は控えてください。

第4部

正しいアトピーケア

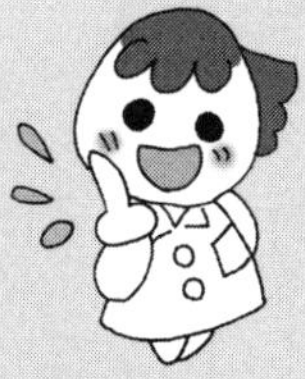

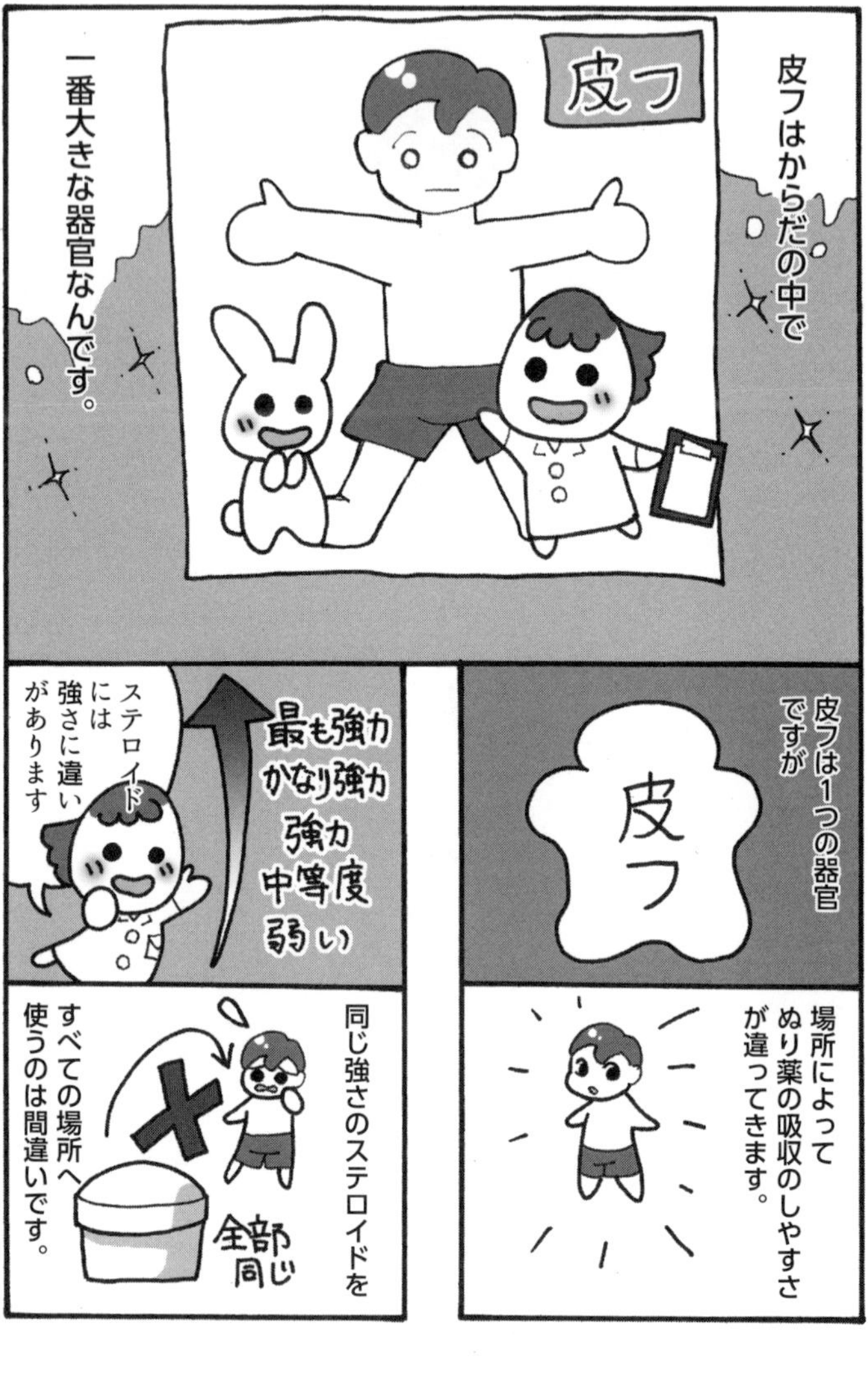
皮フはからだの中で
一番大きな器官なんです。
皮フ
皮フは1つの器官
ですが
皮フ
ステロイドには
強さに違いがあります
最も強力
かなり強力
強力
中等度
弱い
場所によって
ぬり薬の吸収のしやすさ
が違ってきます。
同じ強さのステロイドを
すべての場所へ
使うのは間違いです。
全部同じ

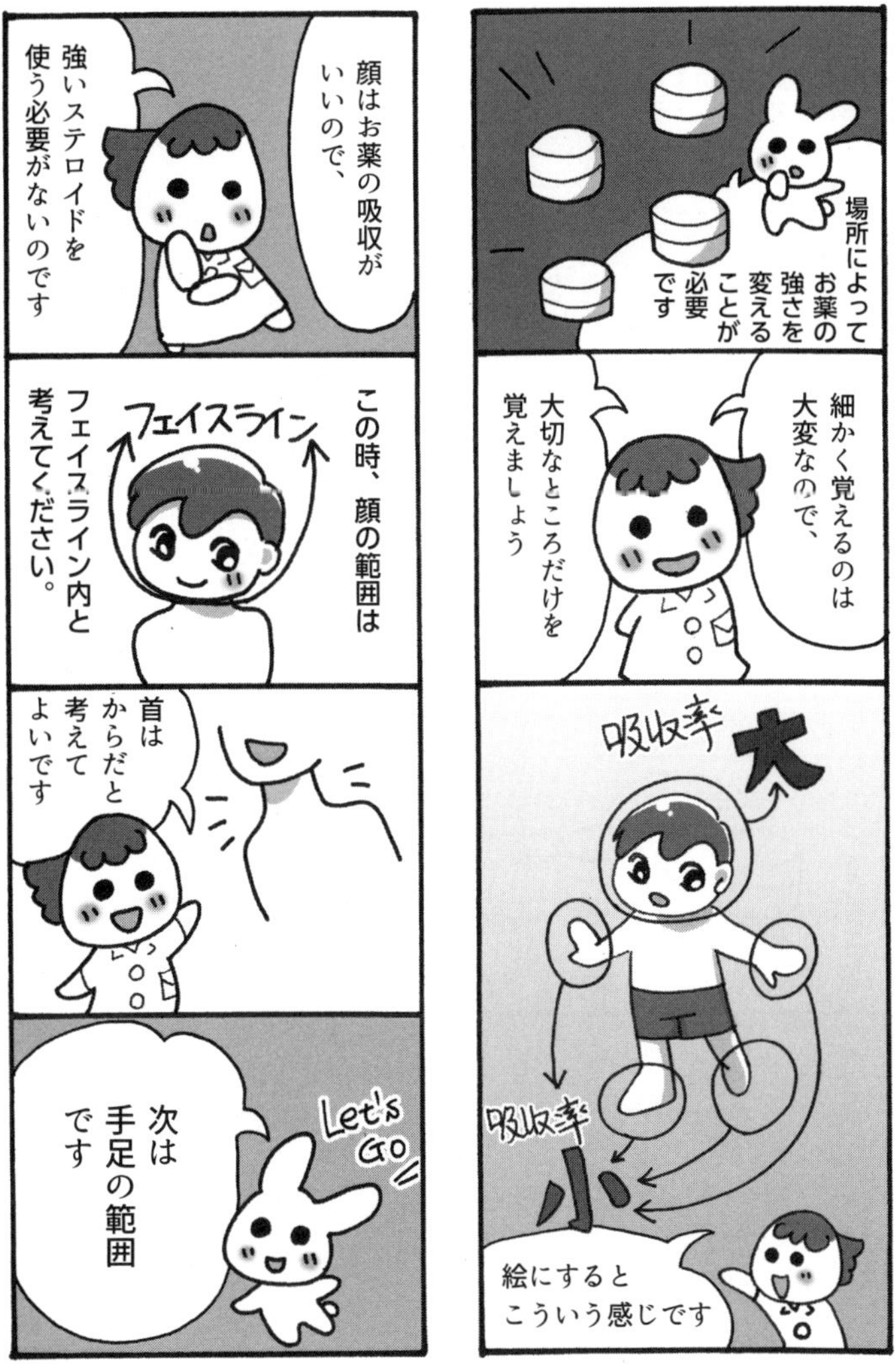

場所によって お薬の 強さを 変える ことが 必要 です
細かく覚えるのは 大変なので、
大切なところだけを 覚えましょう
吸収率 大
吸収率 小
絵にすると こういう感じです
顔はお薬の吸収が いいので、
強いステロイドを 使う必要がないのです
この時、顔の範囲は
フェイスライン
フェイスライン内と 考えてください。
首は からだと 考えて よいです
次は 手足の範囲 です
Let's GO

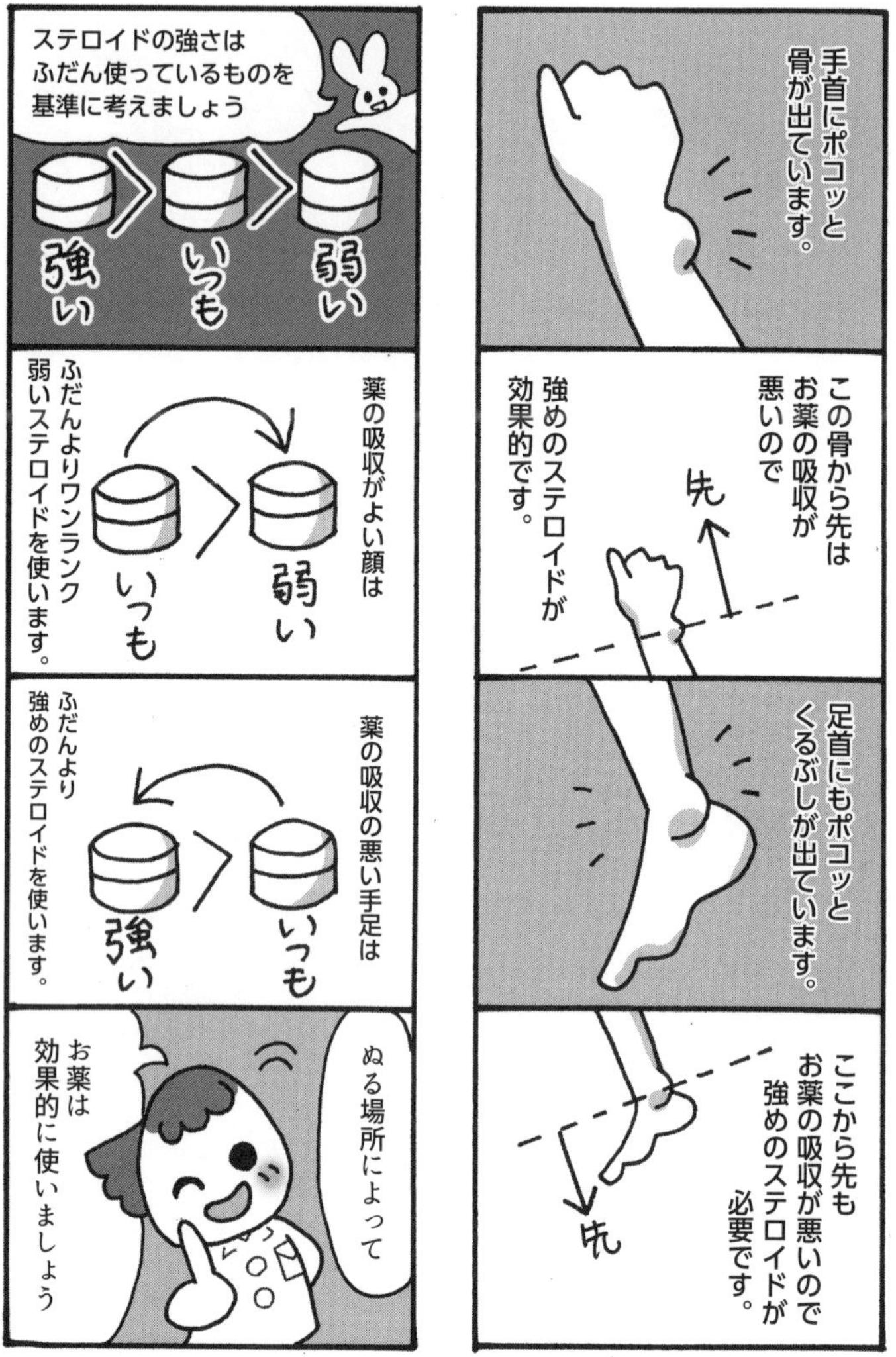

手首にポコッと骨が出ています。
この骨から先はお薬の吸収が悪いので
先
強めのステロイドが効果的です。
足首にもポコッとくるぶしが出ています。
ここから先もお薬の吸収が悪いので強めのステロイドが必要です。
先
ステロイドの強さはふだん使っているものを基準に考えましょう
強い
いつも
弱い
薬の吸収がよい顔は
いつも
弱い
ふだんよりワンランク弱いステロイドを使います。
薬の吸収の悪い手足は
強い
いつも
ふだんより強めのステロイドを使います。
ぬる場所によって
お薬は効果的に使いましょう

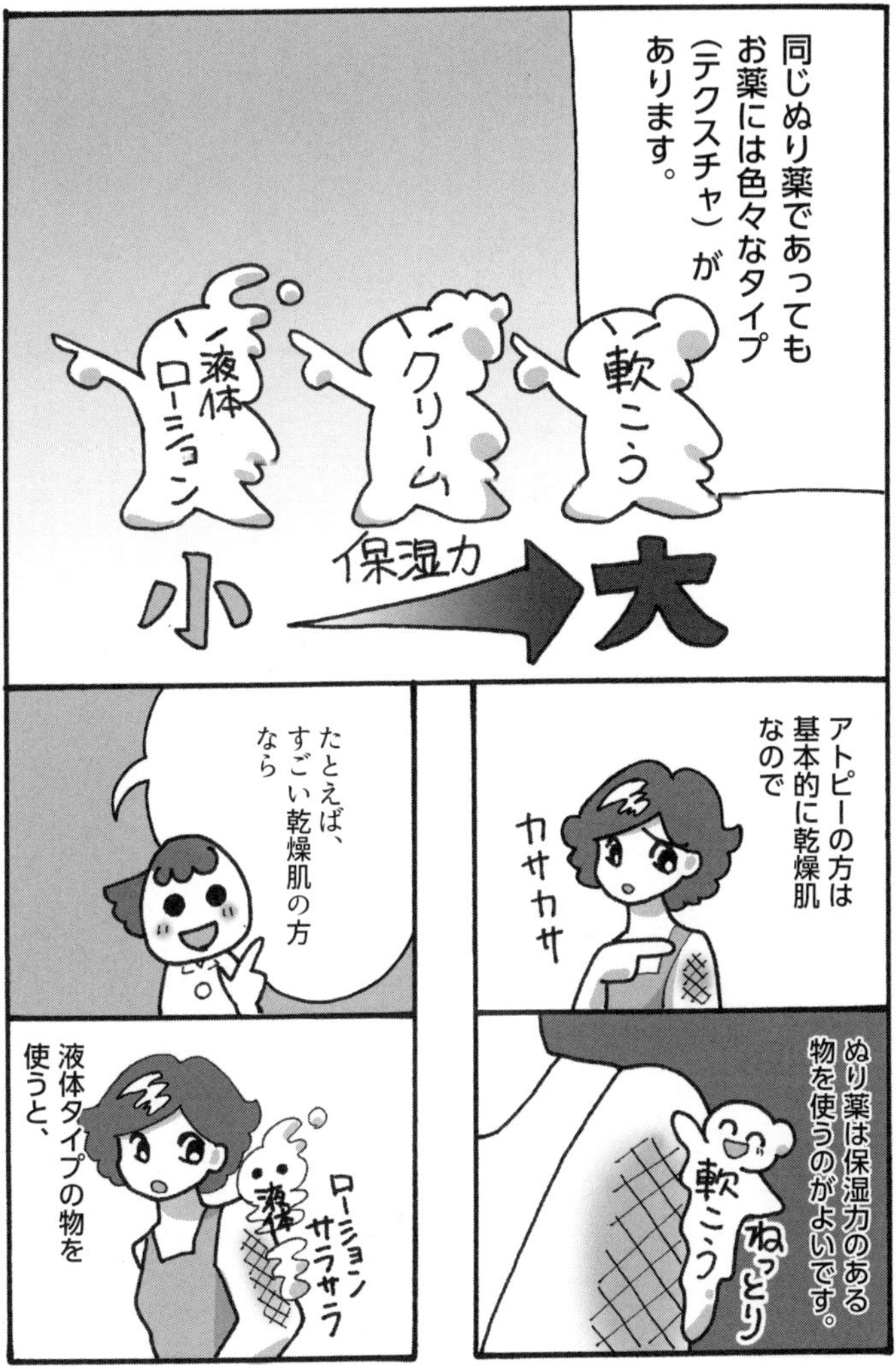
同じぬり薬であっても
お薬には色々なタイプ
（テクスチャ）が
あります。
軟こう
クリーム
液体
ローション
保湿力
小
大
アトピーの方は
基本的に乾燥肌
なので
カサカサ
たとえば、
すごい乾燥肌の方
なら
ぬり薬は保湿力のある
物を使うのがよいです。
軟こう
ねっとり
液体タイプの物を
使うと、
ローション
サラサラ
液体

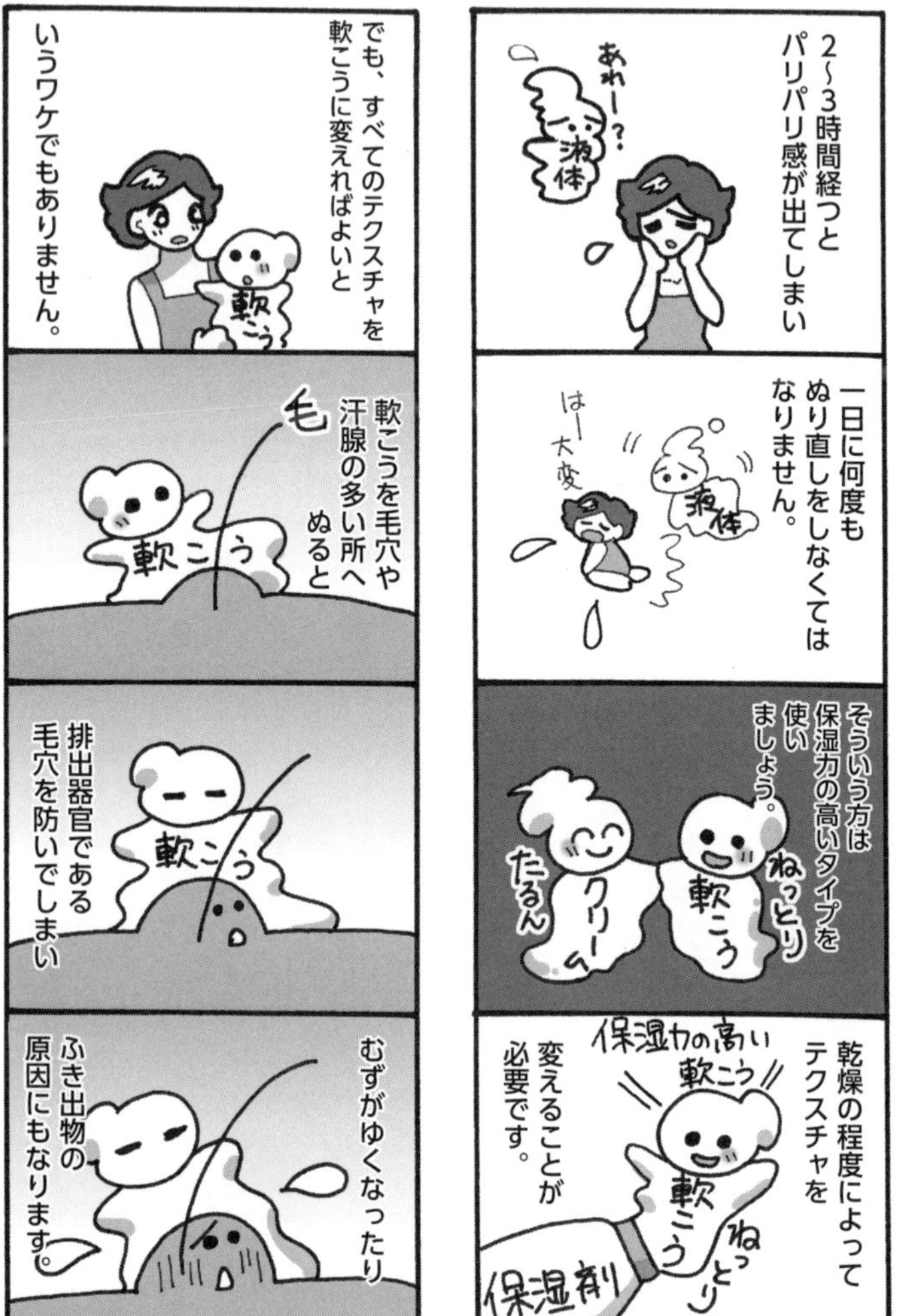
2～3時間経つと
パリパリ感が出てしまい
あれー？
液体
一日に何度も
ぬり直しをしなくては
なりません。
はー大変
液体
そういう方は
保湿力の高いタイプを
使い
ましょう。
ねっとり
軟こう
たるん
クリーム
乾燥の程度によって
テクスチャを
変えることが
必要です。
保湿力の高い
軟こう
軟こう
ねっとり
保湿剤
でも、すべてのテクスチャを
軟こうに変えればよいと
いうワケでもありません。
軟こう
軟こうを毛穴や
汗腺の多い所へ
ぬると
毛
軟こう
排出器官である
毛穴を防いでしまい
軟こう
むずがゆくなったり
ふき出物の
原因にもなります。

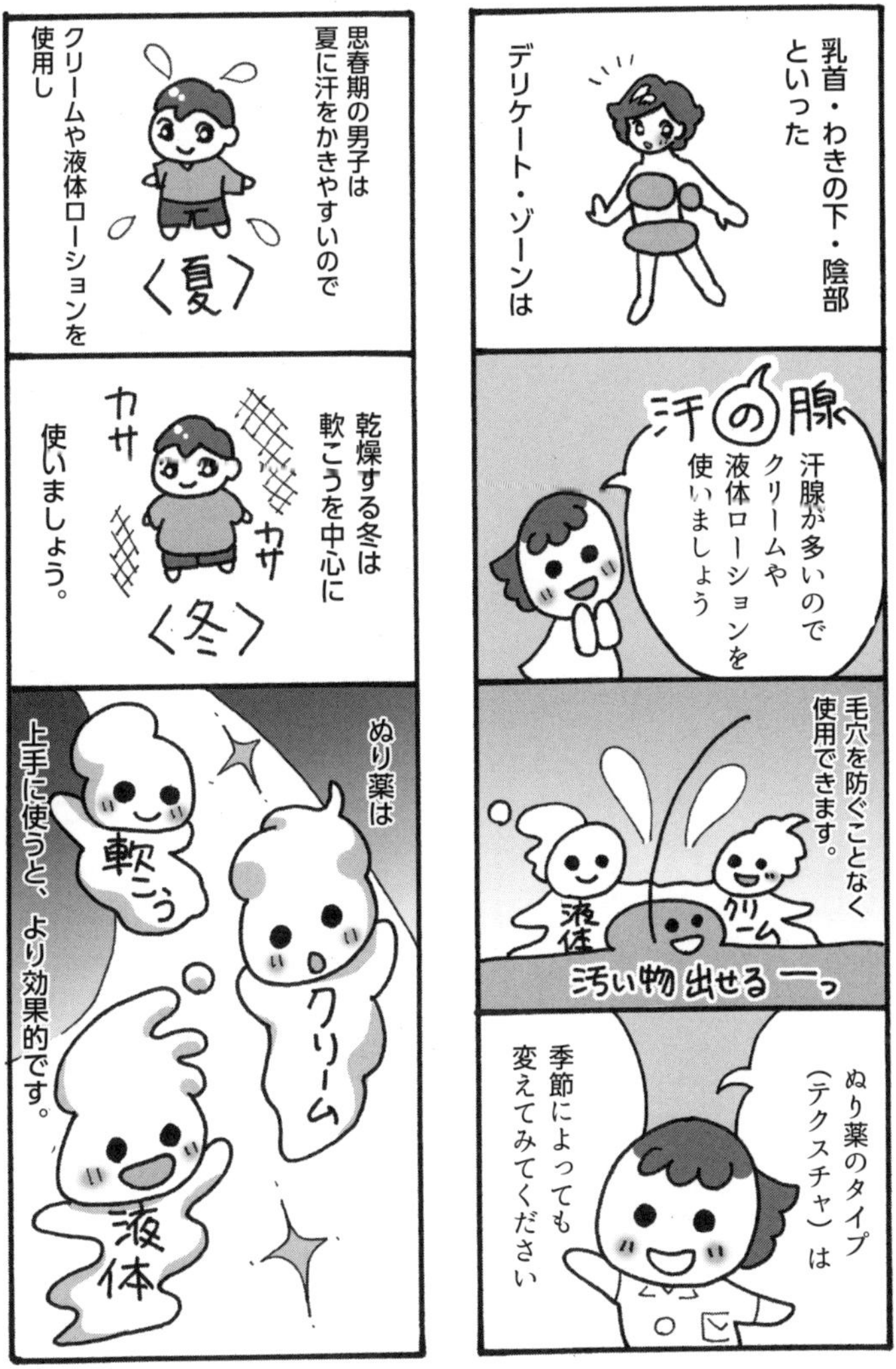

乳首・わきの下・陰部
といった
デリケート・ゾーンは
汗の腺
汗腺が多いので
クリームや
液体ローションを
使いましょう
毛穴を防ぐことなく
使用できます。
液体
クリーム
汚い物出せるーっ
ぬり薬のタイプ
（テクスチャ）は
季節によっても
変えてみてください
思春期の男子は
夏に汗をかきやすいので
クリームや液体ローションを
使用し
〈夏〉
乾燥する冬は
軟こうを中心に
使いましょう。
カサ
カサ
〈冬〉
ぬり薬は
上手に使うと、より効果的です。
軟こう
クリーム
液体

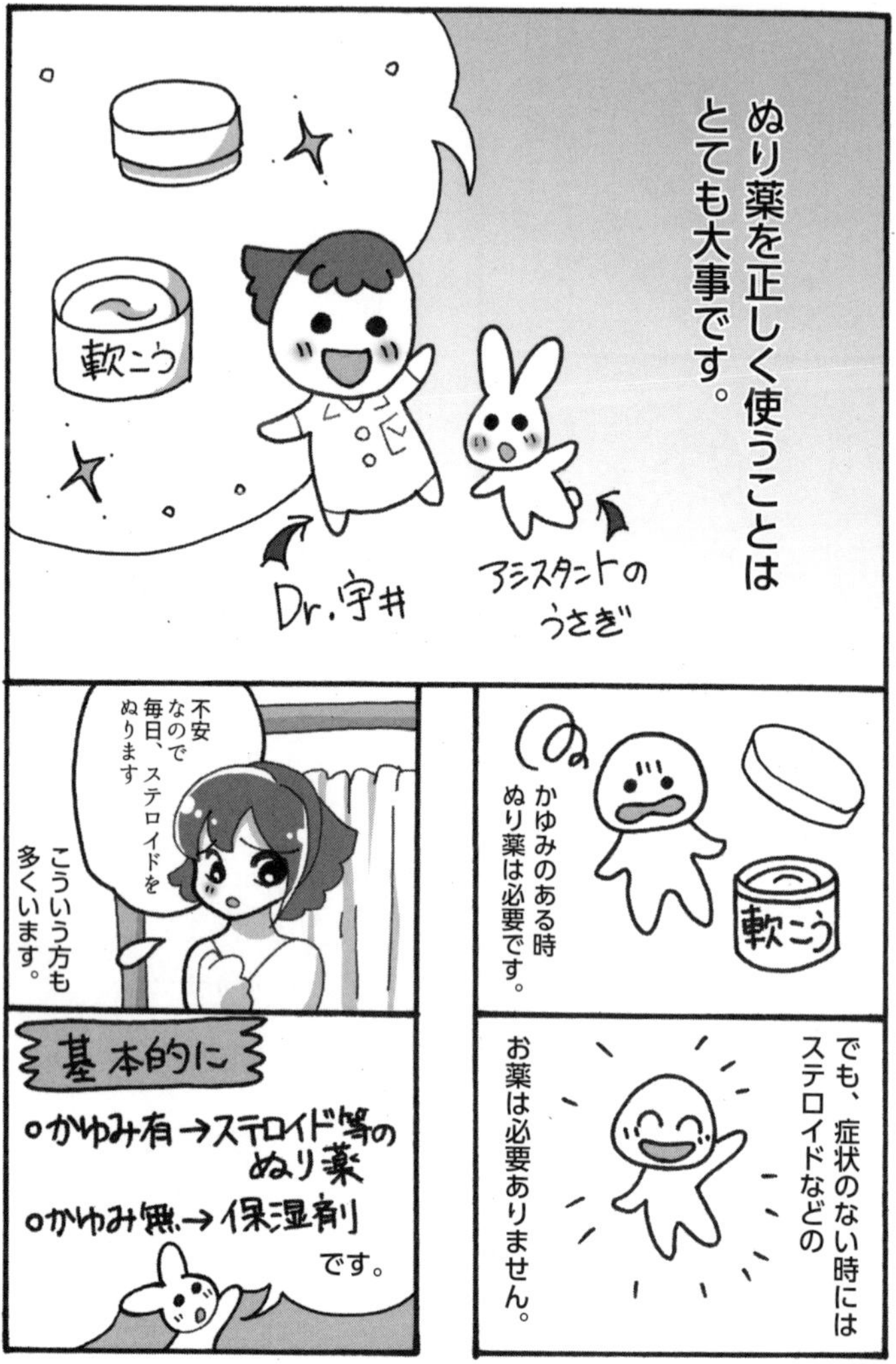
ぬり薬を正しく使うことはとても大事です。
軟こう
Dr.宇井
アシスタントのうさぎ
かゆみのある時ぬり薬は必要です。
軟こう
でも、症状のない時にはステロイドなどのお薬は必要ありません。
不安なので毎日、ステロイドをぬります
こういう方も多くいます。
基本的に
○かゆみ有→ステロイド等のぬり薬
○かゆみ無→保湿剤
です。

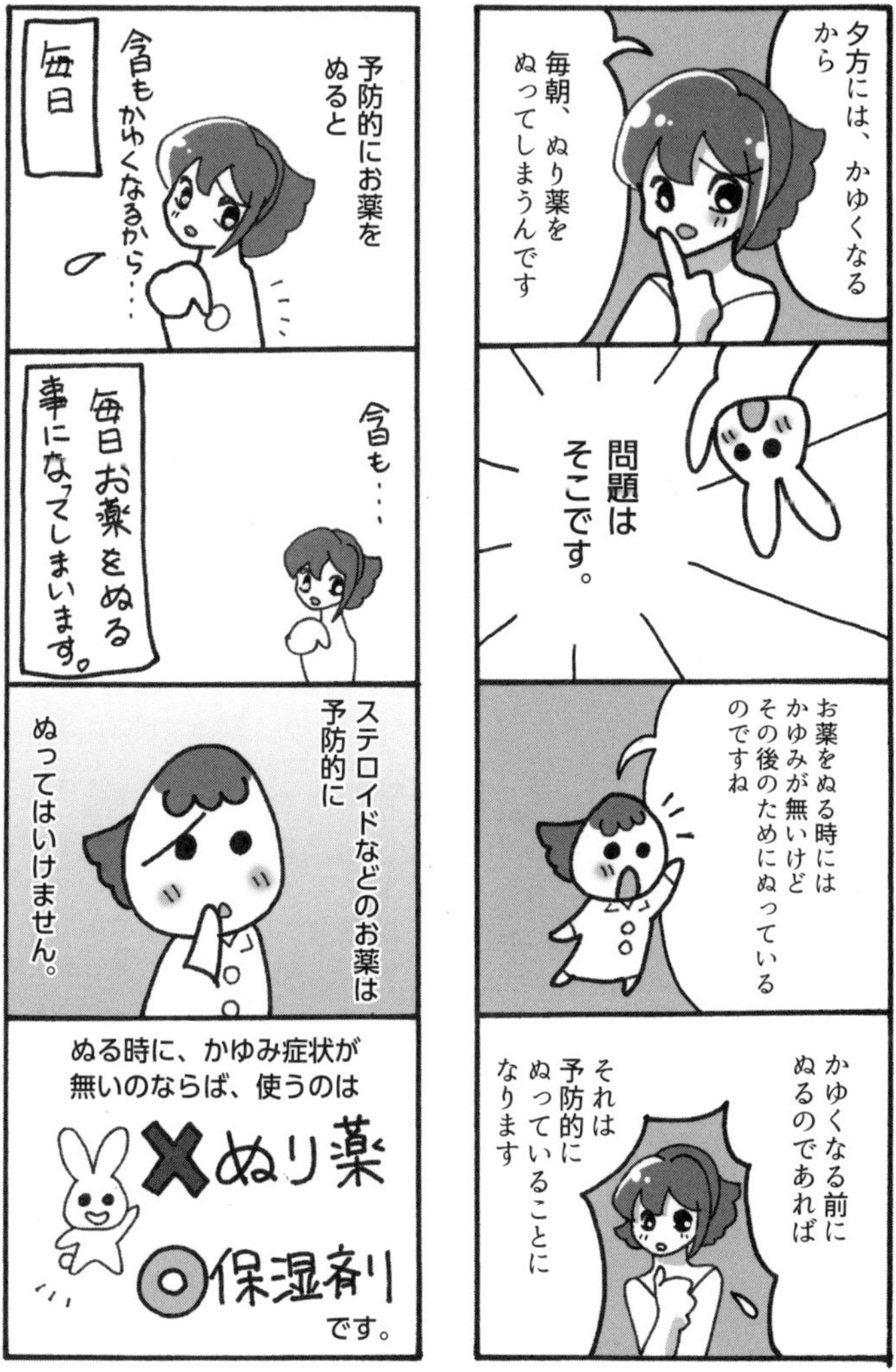
夕方には、かゆくなるから
毎朝、ぬり薬をぬってしまうんです
問題はそこです。
お薬をぬる時にはかゆみが無いけどその後のためにぬっているのですね
かゆくなる前にぬるのであれば
それは予防的にぬっていることになります
予防的にお薬をぬると
今日もかゆくなるから・・・
毎日
今日も・・・
毎日お薬をぬる事になってしまいます。
ステロイドなどのお薬は予防的に
ぬってはいけません。
ぬる時に、かゆみ症状が無いのならば、使うのは
×ぬり薬
◎保湿剤
です。

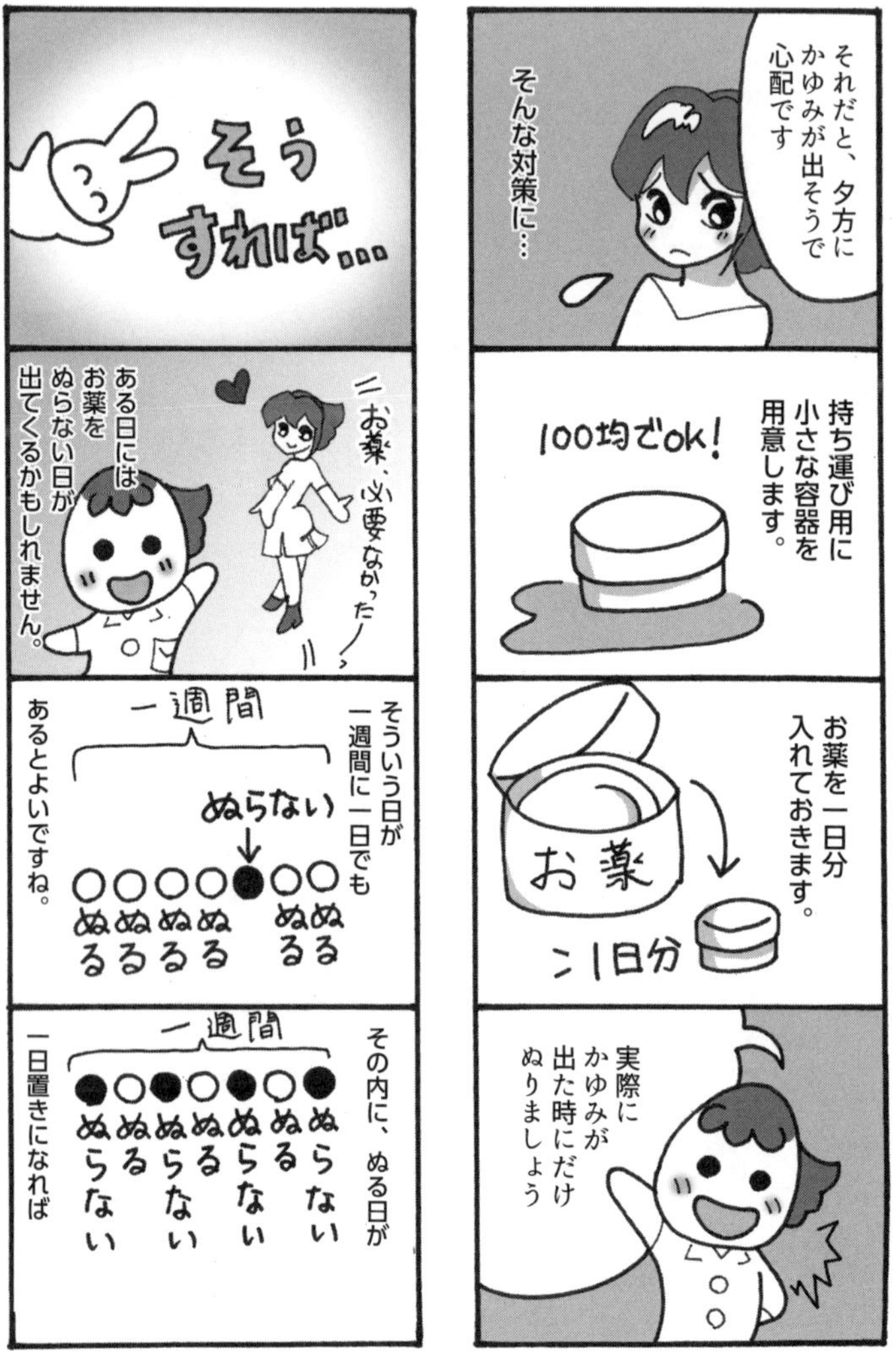
それだと、夕方に
かゆみが出そうで
心配です
そんな対策に…
持ち運び用に
小さな容器を
用意します。
100均でOK!
お薬を一日分
入れておきます。
お薬
1日分
実際に
かゆみが
出た時にだけ
ぬりましょう
そうすれば…
お薬、必要なかった
ある日には
お薬を
ぬらない日が
出てくるかもしれません。
そういう日が
一週間に一日でも
あるとよいですね。
一週間
ぬらない
ぬる ぬる ぬる ぬる ぬる ぬる
その内に、ぬる日が
一日置きになれば
一週間
ぬらない ぬる ぬらない ぬる ぬらない ぬる ぬらない

塗り薬の量を半分に減らせます。
ここできりっ
ワンポイントアドバイス
ぬり薬は直に手で触らないようにしましょう。
軟こう
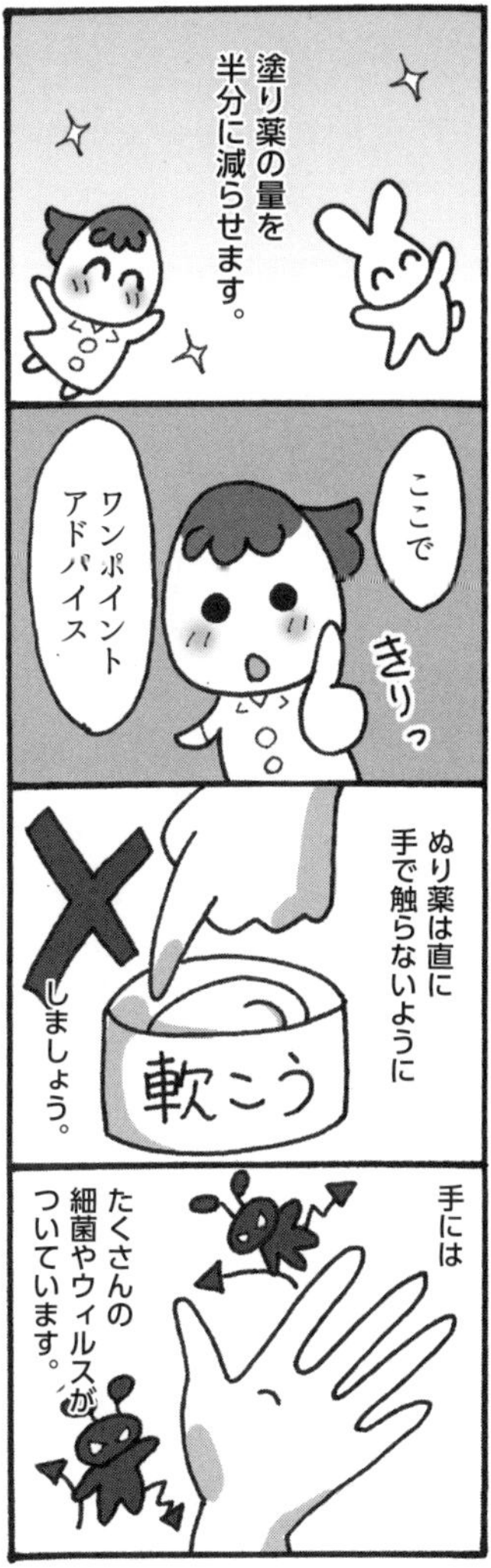
手には
たくさんの細菌やウィルスがついています。

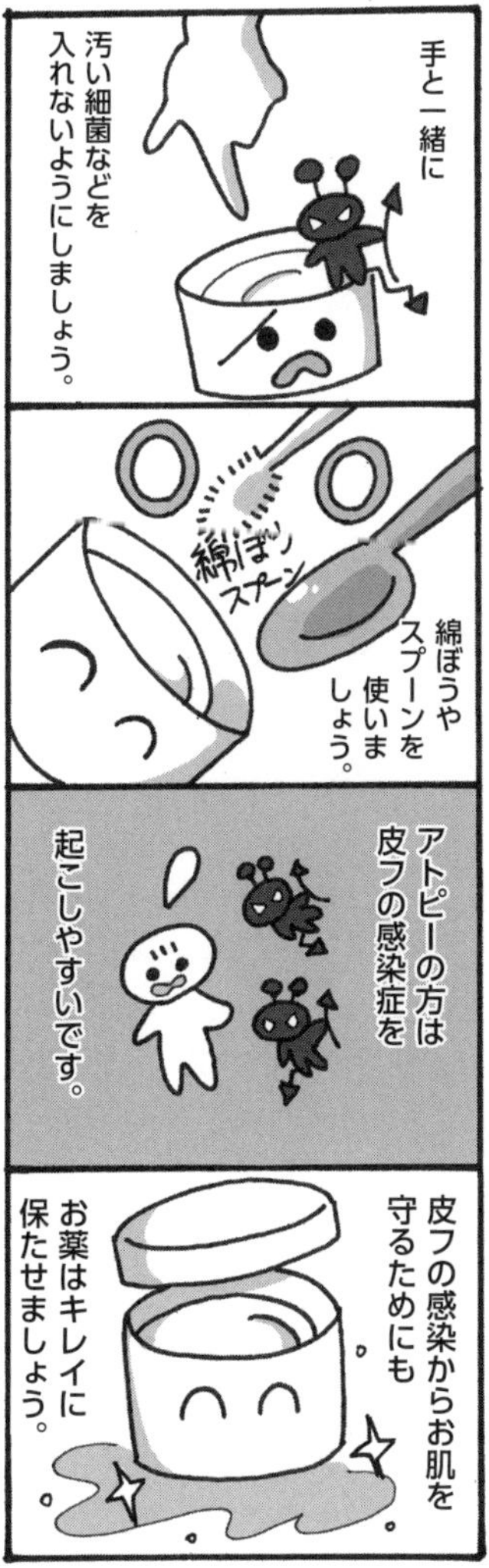
手と一緒に
汚い細菌などを入れないようにしましょう。
綿ぼうやスプーンを使いましょう。
綿ぼう
スプーン
アトピーの方は皮フの感染症を
起こしやすいです。
皮フの感染からお肌を守るためにも
お薬はキレイに保たせましょう。

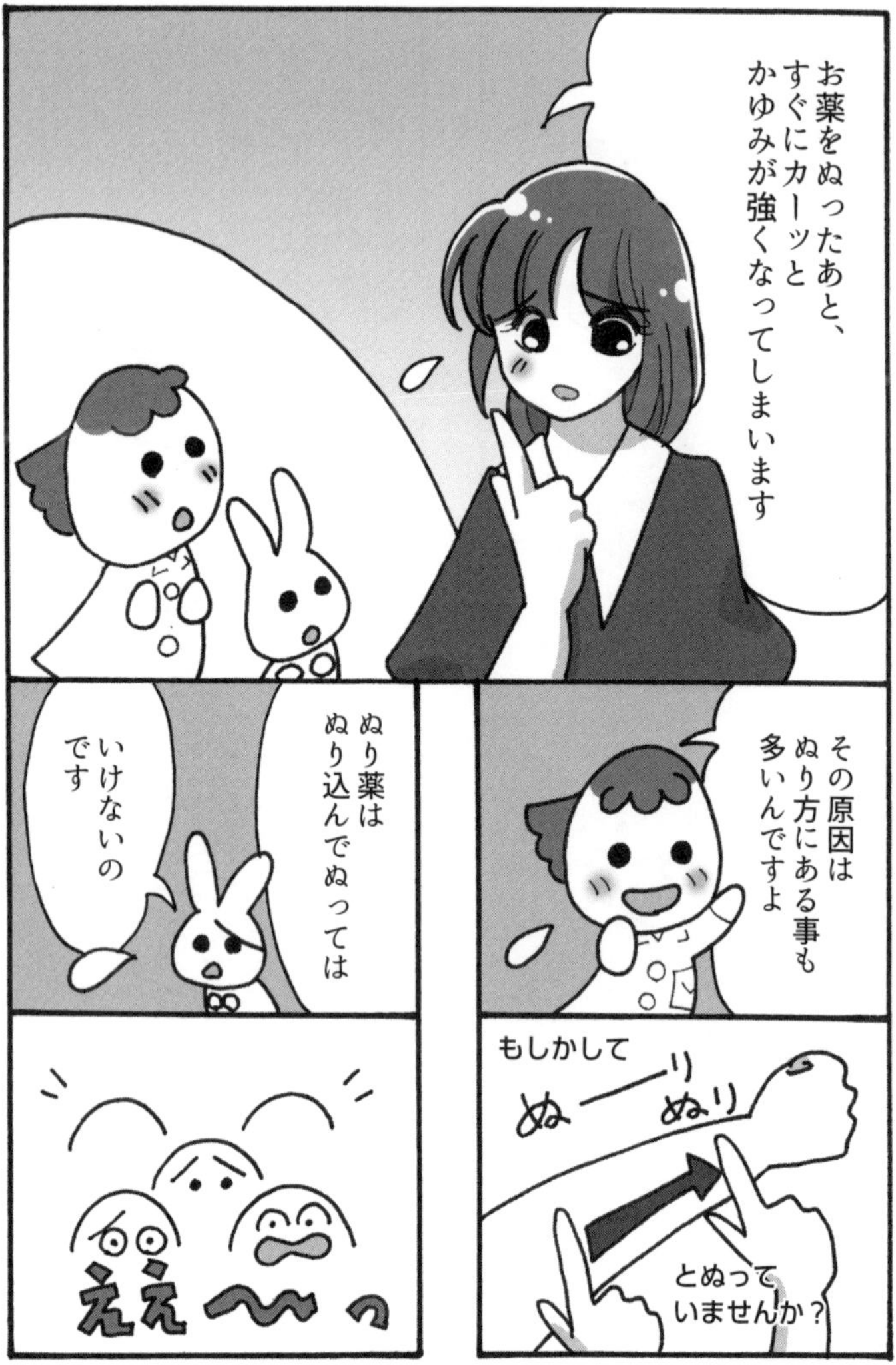
お薬をぬったあと、すぐにカーッとかゆみが強くなってしまいます
その原因はぬり方にある事も多いんですよ
ぬり薬はぬり込んでぬっては
いけないのです
もしかして
ぬ――りぬり
とぬっていませんか？
ええへ～っ

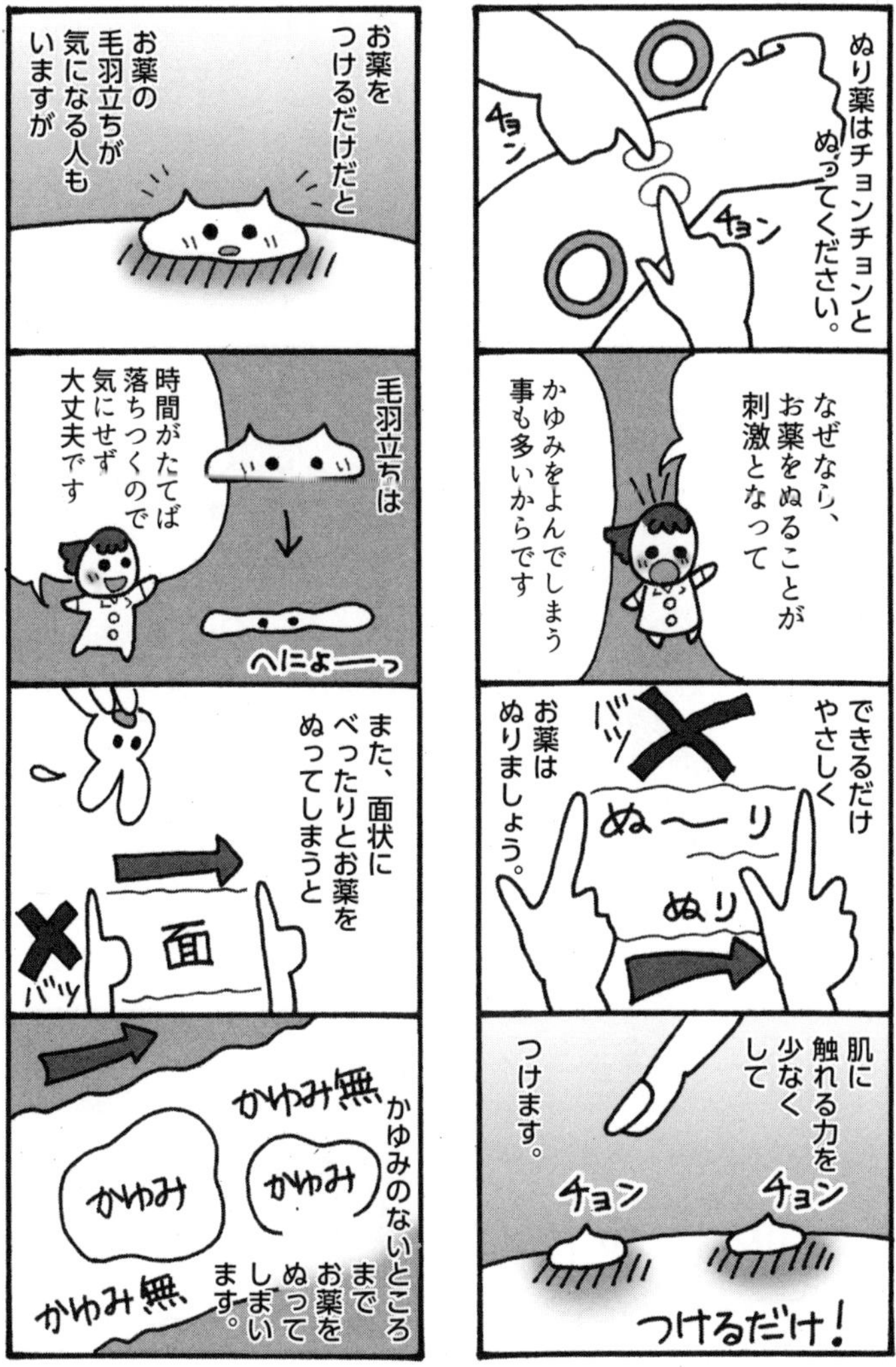
ぬり薬はチョンチョンとぬってください。
チョン
チョン
なぜなら、お薬をぬることが刺激となって
かゆみをよんでしまう事も多いからです
できるだけやさしくお薬はぬりましょう。
バツ
ぬ～ーり
ぬり
肌に触れる力を少なくしてつけます。
チョン
チョン
つけるだけ！
お薬をつけるだけだと
お薬の毛羽立ちが気になる人もいますが
毛羽立ちは
時間がたてば落ちつくので気にせず大丈夫です
へにょーっ
また、面状にべったりとお薬をぬってしまうと
面
バツ
かゆみのないところまでお薬をぬってしまいます。
かゆみ無
かゆみ
かゆみ
かゆみ無

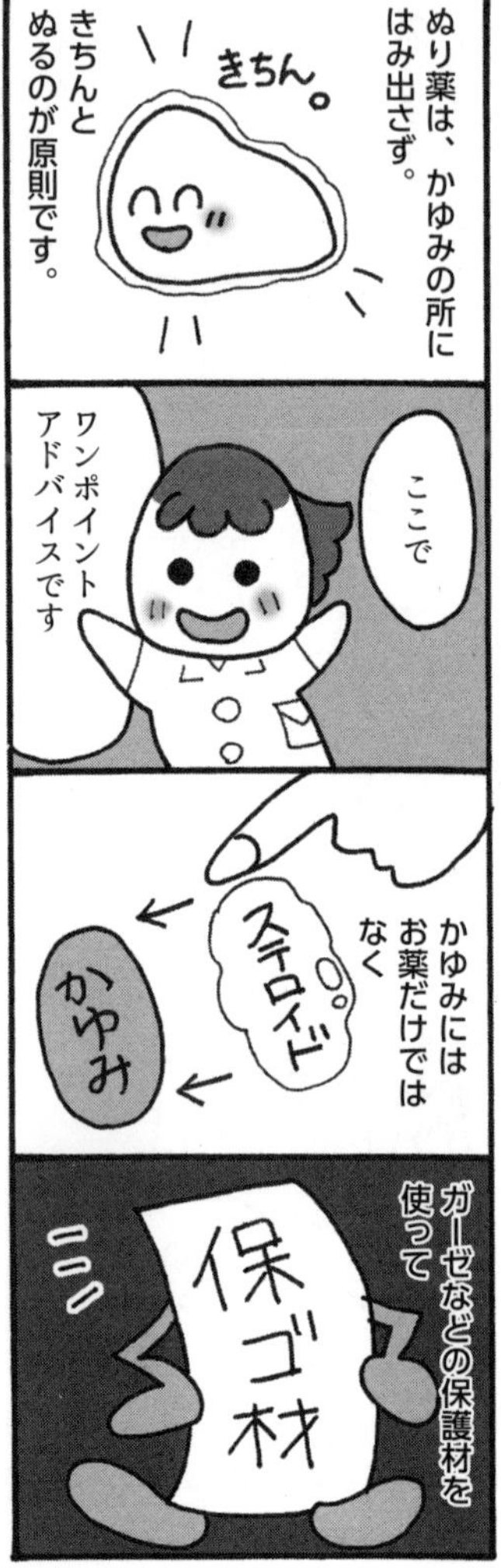
ぬり薬は、かゆみの所にはみ出さず。
きちん。
きちんとぬるのが原則です。
ここで
ワンポイントアドバイスです
かゆみにはお薬だけではなく
ステロイド
かゆみ
ガーゼなどの保護材を使って
保ゴ材

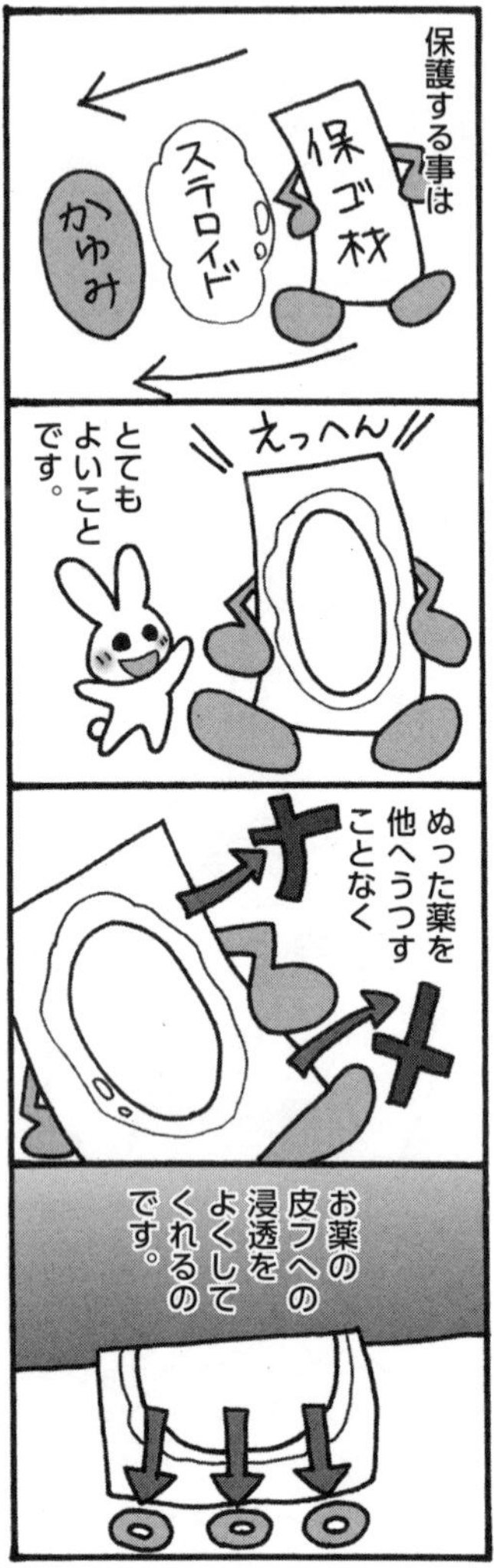
保護する事は
保ゴ材
ステロイド
かゆみ
えっへん
とてもよいことです。
ぬった薬を他へうつすことなく
お薬の皮フへの浸透をよくしてくれるのです。

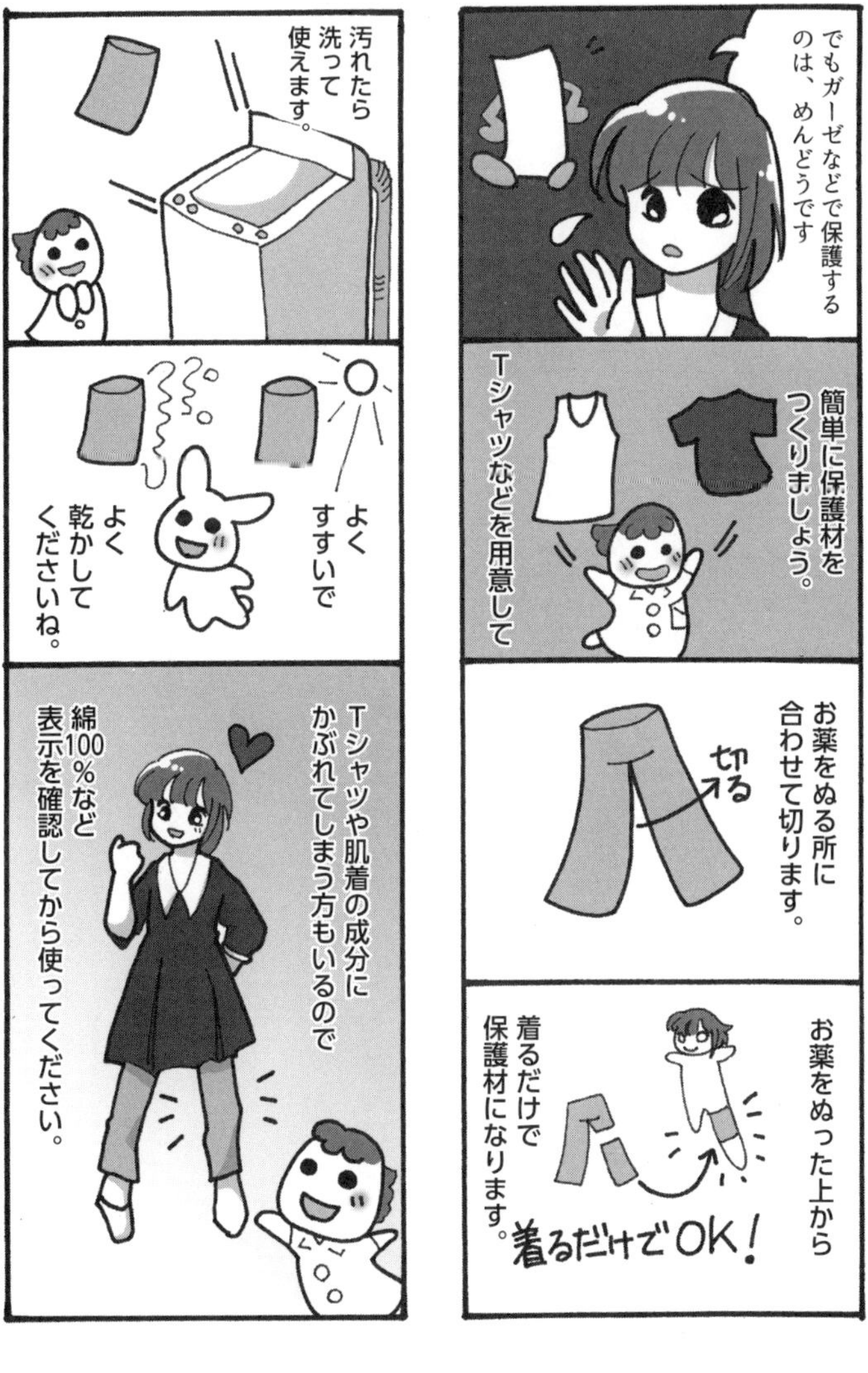
でもガーゼなどで保護するのは、めんどうです
簡単に保護材をつくりましょう。
Tシャツなどを用意して
お薬をぬる所に合わせて切ります。
切る
お薬をぬった上から
着るだけで保護材になります。
着るだけでOK！
汚れたら洗って使えます。
よくすすいで
よく乾かしてくださいね。
Tシャツや肌着の成分にかぶれてしまう方もいるので
綿100％など表示を確認してから使ってください。

体質改善をしなければ薬の効き目も悪くなる

アトピーは病気ではない。皆さんにはこの事実をほんとうに理解していただきたいです。病気ではない、体質なのです。ですから、薬だけでは症状は治らず、**日常生活の習慣を改善しなければ薬も効かなくなります**。

わたしも薬に頼らない方法を推奨していますが、患者さんの容態によっては一時的に症状を抑えるために薬を出すこともあります。ただ100人に1人や2人はまったく薬の効かない人がいます。問診すると、生活習慣がまったく変わっていないのです。症状は悪化するばかりです。

乳幼児期のケア

乳児では二ヵ月以上症状が出ているかを参考にアトピーの診断がされます。乳児で注意すべきはおむつや食事で口の周りに症状が出るときが多く、接触するところに気をつけます。学童期に入るころには落ち着いてきたり、段々屈曲部だけにかゆみが出るように変化してくることも多いです。

乳児の肌は子どもとは違うので、ほとんどの子はよく触るところにはかぶれや赤みが出てきます。しかし、二ヵ月以上ずっと同じところに症状が出ているとアトピーを疑います。一年未満に50パーセントは発症するという海外のデータもあります。そのくらい乳児はアトピー症状が出やすいのです。

ですので、おむつの触れるところに保湿剤を塗ったり、接触性の高いところをケアします。ただ、生まれたときからずっとかゆみがあったなど、症状が局所的ではないケースでは、全身に保湿剤を使ってください。

基本的に朝晩に保湿をしていただきますが、部位によってテクスチャを変えてもらう必要があります。

頭皮に軟こうを塗ってしまうと、毛穴が育たなかったり、髪の毛が出てこなくなったり、細くなってしまうので、ローションタイプの液体を塗ってください。からだや背中などにはソフト軟こうやクリームタイプのものを使ってください。

また、口の周りには保湿剤を付けてから食事をしてもらいます。

◎食物アレルギー

子どもは学童期までは食物アレルギーが多いのです。アトピーもアレルギーですが、食物アレルギーを合併する子がとても多いです。皮膚が弱いと思った時点で、口の周りに保湿剤を塗ってもらい、できるだけ保護します。**新しいものを食べるときには、一口ずつ試してもらいます**。ぶつぶつができたり、皮膚トラブルが起こったら、その食品はやめてもらうように指導しています。それでも念のために、食物アレルギーが出ない食品でも、保湿剤を口の周りに付けてから与えるようにお話ししています。ある食品でアレルギーが出るのであれば、皮膚が弱いのか、何かしらの素因があるからです。

学童期のケア

学童期は身体能力が高まる時期なので、代謝がよくなります。運動量も増えて汗をたくさんかくので、そこに硬い軟こうの保湿剤を塗ると、毛穴をふさいでしまい汗がかけず、反対に保湿剤でかぶれてしまうことがあります。

軟こうタイプは保湿力にすぐれますが、かぶれを防ぐためにはクリームや液体のものにするなど、**テクスチャを変える工夫**が大切です。

生理が始まるころでもありますから、はじめての生理など、からだが不安定なときに、発疹が出てしまったり、一時的にかゆみがひどくなってしまったりします。ホルモンの状態によってもアトピー症状は変化します。

また、学校という集団生活のなかでストレスがかかってアトピーが悪化してしまうことがあるので、どういうときに症状が出るのか、悪くなるのか、その子の日常生活の状況を正確に把握したうえでのケアが必要です。

円形脱毛症のような男の子が来院されて、じつはストレスで自分で髪の毛を抜いていたのですが、抜いたあとが赤くなり、かゆみが出ていたので、親がアトピーと勘違いして、アトピー治療薬を使ったがなかなか治らないというケースもありました。

ただ、アトピーだから水泳の授業に参加できない、プールに入れない、海水浴に行けないなどと考えて、アトピー症状にがんじがらめになり人生そのものが狭まってしまうのも考えものです。この時期に体験し、感じられることがたくさんあります。食べものも同じです。肉は一切禁止としてしまえば、発育への影響も懸念されます。症状と付き合いながら、アトピーだけのことを考える生活をしない柔軟性も大切にしてください。

成人後のケア

成人するころには何年もアトピーと付き合っているので、使っていた薬の副反応が出てしまう人もいます。ステロイドの影響で泥酔したような顔になってしまうことを顔面の酒さ様皮膚炎とも言います。また、長年ステロイドを使っていると、ポイキロデルマ様湿疹が出てしまいます。よく出るのは首で、さざ波のような症状になります。

それまでにケアをしていなかったり、効果のない治療をしていると、皮膚は炎症を繰り返して、苔癬《たいせん》化といってコケのように分厚くなってしまいます。自分自身で治そうとして、試行錯誤するうちに反対に悪くなってしまったケースです。

汗は菌などさまざまな成分が含まれているので、アトピーの人は汗そのものにかぶれやすいのです。多くは接触部や汗がたまりやすい屈曲部に症状が出ます。薬だけに頼らない生活習慣の改善が必要です。

皮膚のバリア機能

アトピーの人は皮膚の機能が弱いです。人間もストレスがかかるとパフォーマンス低下を起こすように、アトピー患者さんの皮膚は、仕事がなかなかうまくできていない状態です。

皮膚の仕事として大きく挙げられるのはバリア機能です。皮膚というのは内面と外面を境にするものです。生物の体内は温かく、栄養もあってすごく生きやすい環境なので、ウイルスや細菌も隙あらば中に入りたいと思っています。

でも体内に入られたら困るので、通常はからだに一緒にくっついて生きているわけです。でも、内面と外面の区別がつかないと、ウイルス、細菌などが入ってきて、そこで増殖してしまうことで、感染症にかかったり、アレルギーを起こして発疹が出たり、かゆくなったりします。

アトピーの人は基本的に乾燥肌です。バリア機能が崩れやすいので乾燥肌になりやすいのです。セラミド、フィラグリンという細胞と細胞の間で接着剤のような役割を果たしている物質が低下すると、ぽろぽろと皮膚がはがれたり、荒れてしまいます。

健康な皮膚を育てるのに保湿はとても大事です。皮膚の代わりとなるものはなく、薬も対症療法にすぎません。保湿剤は次の皮膚を育てるためにとても大切なものだと考えています。もちろん、保湿による保護という恩恵も受けることができます。保護しながら、次世代の皮膚をつくる助けになります。

保湿剤の役割

保湿剤は液体、泡、クリーム、ジェル、軟こうとさまざまなテクスチャがあります。また同じ軟こうでもやわらかいタイプのものから硬いものまであります。

どのテクスチャが合うかは千差万別です。保湿力でいうと液体、泡、クリーム、ジェル、軟こうの順に強くなります。ただ、硬い軟こうを学童期の子が使うと、汗腺をふさいでしまって汗が蒸散できません。体温を逃がさなくなってしまうこともあるので、反対にむずがゆくなってしまったり、汗をかきにくくなって皮脂が詰まり、脱毛やさまざまなトラブルを起こしてしまうことがあります。

部位によってもデリケートな頭皮に硬い軟こうを塗ってしまうと、毛穴をふさいで髪の毛が抜けてしまったり、細くなってしまうトラブルが起こります。だから、**保湿力は高ければ高いほどいいわけでもなく、季節、部位、ライフスタイルに合わせて変えていく必要があります**。

保湿剤の種類

保湿剤は市販のものでもかまいません。毎日使うものなので、ご自身の肌に合うものを選ばなければなりません。市販の保湿剤には香料などの成分が含まれているものもあるので、**肌に合うか試しながら使用してください**。

新しく使用するものは、アトピーがひどくないとき、急性期ではないときに少量から始めてください。肌に触れるものはなんでもアレルギーが出ることも考慮しながら使いましょう。かゆみがあるところに広い範囲でつけるのではなく、症状が出ていない部位に少し使ってみて、大丈夫だなと思ったら様子を見ながら使う範囲を広げていきます。

保湿剤は塗り過ぎることはありませんが、塗るときに接触性が増えて過刺激になります。塗ることによって、刺激をよんでしまうので、ぬりぬりと塗り込むのではなく、化粧水をよく肌になじませるように、保湿剤を手に取ったらペタペタと肌に密着させるようにやさしく塗ってください。

入浴後に肌はいちばん乾燥する

日常生活でいちばん皮膚が乾燥するのが入浴後です。お風呂上がりの10分以降で、乾燥度合いが急激に引き上げられるというデータがあるので、**入浴後5分から10分以内を目安に保湿剤を塗ってください**。

それだけでは症状が落ち着かない人は、ちょうど12時間後、起床したあとくらいにまた塗ってください。保湿剤に副作用はありませんが、**薬を塗ること自体が刺激となってかゆみをよんでしまうことがあります**。

また、一日2回塗らなければならないとなると、面倒でストレスになる場合は本末転倒です。

体質改善をきちんとしていれば、症状が落ち着いてきますが、保湿剤は症状が落ち着いても毎日のケアとして、過刺激とならないよう注意しながら活用してください。

急性期には薬が必要なケースも

アトピーは完治しない疾患なので、症状がある人は急性期か慢性期かのどちらかです。この本では薬に頼らない方法を紹介していますが、**急性期には薬も必要になることがあります**。湿疹がたくさん出て、皮膚が赤くなり、かゆくて仕方がないという急性期は、人によって一年、二年と長引く場合もあります。自分では対処しようがない、かゆみが増して耐え難いと思ったら、早めに医療機関を受診してください。

急性期で苦しいのは皮膚感染を起こしているからです。バリア機能が弱くなって、皮膚がたくさんの菌に攻撃されてしまっている状態です。

体質改善は必要ですが、弱い兵隊ばかりの皮膚では攻撃に耐えられないので、薬の力を借りて菌を倒す必要があります。

また、よく妊婦さんがアトピーを悪化させてしまったり、反対に妊娠とともに落ち着くことがあります。アルコールは血管を拡張させるのでかゆみが増すと言いましたが、妊婦さんも女性ホルモンの乱れで血管が拡張して赤くなる、かゆみが出る、湿疹が出ると、さまざまなことが考えられます。

出産後は授乳期に入るわけです。そのときもホルモンバランスは通常と違うので、妊娠、出産、授乳期が終わるまでと、長い期間、ホルモンバランスが不安定な方はいます。ただ、授乳期が終わるまでは抗生物質を飲ませるわけにはいきません。

ステロイドの内服は危険な疾患を招く場合も

◎内服薬としてのステロイド

ステロイドはアトピーの症状である炎症を抑えるお薬です。基本的には、かゆみ、痛み、腫れ、熱感、発疹などの症状を抑えているだけのものですが、とても効果的です。ただ、この薬はアトピーを根本的に治しているわけではありません。

ステロイドの使用方法には、内服薬と外用薬がありますが、対症療法としてのお薬ですので、内服をしている方が服用を止めると再発してしまうことも多いのです。

それを避けるために、患者さんはステロイドをずっと飲み続けなくてはいけなくなってしまいます。

ステロイドの長期内服は、その副作用により出血性胃潰瘍や糖尿病、緑内障などの疾患を招く原因にもなってしまいます。やむを得ず、ステロイドを内服する際でも短期間の使用にとどめるべきだと考えています。

◎外用薬としてのステロイド

このような理由により、ステロイドを使用するには内服ではなく外用薬として使っていくことがその治療の中心になっています。

前述しましたが、昨今では成人型アトピー性皮膚炎が増えてきています。もともとは乳幼児・小児期に発症し、加齢とともにその患者数は減少していたので、ステロイド外用薬は子ども時代という短期間に使用するのみで副作用は認められることが少なかったのですが、一部の成人型アトピー性皮膚炎に移行する患者さんが増え、大人になっても数十年ステロイドを外用しなくてはならない人が増加してきました。そのため、副作用が重要視されるようになってきたのです。

もちろん、ステロイドを外用薬にしたからと言って副作用がないわけではありません。

ステロイド外用薬について知っておかなくてはならないことは2つあります。

第一は外用薬の量です。

目安として、皮膚がしっとりする程度の外用が必要です。

指の第一関節部まで口径5㎜のチューブから押し出された量（約0・5グラム）が成人の両手掌分塗れると考えてください。

第二はいきなり使用をストップしないことです。

急性期でかゆみがある場合には一日2回（朝、夕：入浴後）に塗ってください。症状が落ち着いたあとにステロイド外用薬を中止する際はすぐに止めることなく、まずは一日1回に外用回数を減らしましょう。

以上のように、ステロイドは内服すると危険な疾患を招く恐れがあります。それを回避するためにステロイド外用薬があるので、ステロイド内服の必要はありません。

昨今のアトピーはほんとうに重症化する例が多くなりました。ステロイドの長期内服をされていた患者さんが月に何人も当院を訪れ治療を求められるのです。

ステロイドを内服していた患者さんは、内服の量を除々に減薬していき、最後には内服を中止します。はじめは一時的に症状は悪化しますが、体質改善によりアトピーの再発は抑えられていきます。

ステロイドの塗り方

不安なので毎日ステロイドを塗るという人もいますが、症状のないときはステロイドなどの薬は必要ありません。保湿剤を使用してください。

また、夕方にはかゆくなるから毎朝ステロイドを塗るという人もいます。そういう人はステロイドを一日分だけ小さな容器に入れて持ち運び、**実際にかゆみが出たときにだけ塗りましょう**。

薬の必要なかった日が二日に一度になれば、毎日予防的に塗る量を半分に減らせます。

手には雑菌がたくさんついているので、塗り薬は綿棒やスプーンなどで取ってから、かゆみがあるところにチョコンと乗せるように、肌に触れる力をできるだけ少なくして塗ります。薬の毛羽立ちが気になる人もいますが、時間が経てば毛羽立ちは落ち着いてきます。

薬を塗ったあとにカーッとかゆみが強くなるという人は塗り方に問題があることも多いのです。皮膚に面状にぬりぬり塗り込んではいけないのです。薬を塗ること自体が刺激となってかゆみをよんでしまいます。

かゆみのあるところにチョンチョンと、塗り薬を置くように塗ってください。できるだけやさしく、肌に触れる力を少なくしてチョンとつけるだけです。かゆみのないところにはみ出さないように、塗り薬を塗りましょう。

また、塗ったところにガーゼなどの保護材をかぶせることはほかの部分に薬をうつすことなく、皮膚への浸透もよくなります。

ガーゼなどで保護するのは手間だという方は、簡単に保護材をつくりましょう。Tシャツなどを用意して薬を塗るところに合わせてカットし、薬を塗った上から着るだけで保護材になります。汚れたら洗って再利用です。Tシャツや肌着の成分にかぶれてしまう方もいるので、綿100パーセントなど素材を確認してから使ってください。

ステロイドはできるだけ使いたくない

そもそも、わたしはステロイドはできるだけ使いたくないと思っています。

ステロイドは副腎皮質ホルモンのひとつで、基本的に炎症を抑えるだけの抗炎症剤です。炎症を放っておくとどんどん皮膚が破壊されて皮膚感染が起こり、深く痕が残ってしまいます。

それでもアトピーは体質によるものなので、炎症はやがて落ち着いてくるものですが、ステロイドを使って二日〜三日で落ち着くものを一年、二年我慢しなければならないとなったら患者さんにとってはつらい時間になります。

そのときにはステロイドを処方し、炎症を抑えているあいだに、体質改善に取り組んでもらうよう指導します。

ステロイドはやはり効果はあります。でもステロイドは病気を治す薬として効果を発揮しているわけではないということをおぼえておいてください。

だから、何もないところに塗ると副作用が出ます。よくステロイドの副作用が取り沙汰されますが、それは症状がないところに塗っているから。あまり使い方がよくないからです。

きちんと使い方さえ徹底指導できるのであれば、ステロイドの副作用は怖くありません。

ただ、皮膚科医としてステロイドの内服は必要ないと思っています。膠原病やベーチェット病のような内科領域の疾患の場合にはステロイドの内服を使うこともあります。

アトピーではステロイドの内服はしません。たしかに症状は収まります。でも、二日~三日したら反動で悪化するケースが数多くみられるからです。内臓にも負担がかかります。塗り薬のステロイドであれば、副作用はあっても、すごく強い体質に合わないステロイドを何年も使っていないかぎり、そうした反動は起きません。

ただ、前述したとおり、自己免疫疾患の患者さんは二年、三年、ステロイドを内服しなければいけないことも多く、たとえば膠原病でアトピーを併発する人も少なくありません。その場合、しっかりとした専門の内科医の指導の下で、内服を続けていれば過剰に恐れなくていいのです。あくまで皮膚科医の立場として、アトピー患者さんにはステロイドの内服は禁止しています。

ステロイドの副作用

アトピー患者さんには白内障や緑内障の併発が多くみられます。内服でも塗り薬でもステロイドの副作用で悪くなると言われますが、白内障についてはデータがありません。

ただ、緑内障は悪化します。ですから、症状が出ていないときにステロイドを塗るのは絶対NGです。風邪を引きたくないからといって毎日風邪薬を飲んだりしないのと同じです。薬は予防的に使うものではありません。ただ、副作用が怖いからといって苦しんで我慢するのも考えものです。

ステロイドの副作用として必ず**ステロイド離脱症候群**が挙げられます。ステロイド離脱症候群とは、長期間ステロイドを内服していて、突然服用を減薬したり、中止するとからだが急速にステロイド不足となり、風邪のように熱っぽい、めまい、食思不振《しょくし》、倦怠感、吐き気、頭痛、血圧低下などの症状が起こります。ひどい場合には呼吸困難になることもあります。

ステロイドは副腎皮質ホルモンというホルモン剤です。それにより、飲んでいるステロイドを急に止めるとからだの中のホルモンバランスが崩れてしまいます。これがステロイド離脱症状として、体内に症状を引き起こしてしまうのです。

ただ、これは内服のステロイドを服用していたケースだけで、外用薬であればまず心配はいりません。皮膚が薬の成分を跳ね飛ばすことができるのです。ただ、内服はダイレクトに体内に入れてしまうので、ステロイド内服をしていた患者さんはステロイド外用薬のみで入院されている患者さんと違い、ステロイド離脱症状があることにより、治療の期間が長くなることがあります。当院ではステロイド内服は絶対にしません。

ステロイドの種類

当院ではジェネリックは使っていないので、おもなステロイドは強いものから順にアンテベート、リンデロン、ロコイドを処方しています。発疹状態、部位、その人の生活環境を考えながら処方します。急性期で痕が残ってしまいそうなときには強いものを出したり、こまめに塗り直しができない人には弱めのものを出したり、その患者さんが来院できる頻度によって処方は変わります。

皮膚はひとつの器官ですが、部位によって吸収率が違います。ステロイドには強さがあります。部位によって塗る薬の種類を変えることが大切です。**顔は吸収率が高いので、弱いステロイドでもしっかりと効能を発揮します。**弱いステロイドとは普段使っているステロイドよりもワンランク弱いステロイドのことです。顔の範囲はフェイスライン内と考えてください。首はからだと考えていいです。

反対に**手足は吸収率が低いので強めの薬にします。手首や足首にポコッと骨の出ている部分があると思います。そこから先が手足**です。普段よりワンランク強めのステロイドを使います。

また、保湿剤同様にステロイドもテクスチャ（液体、泡、クリーム、ジェル、軟こう）があります。アトピー患者さんは乾燥肌なので、液体タイプのものを使うと2、3時間経つとパリパリして何度も塗り直さないといけなくなります。保湿力の高い軟こうやクリームタイプを使うのが望ましいです。乾燥の程度によってテクスチャを変えましょう。

保湿力の高いテクスチャは毛穴をふさいでむずがゆくなったり、吹き出物の原因になります。乳首、わきの下、陰部といったデリケートゾーンは汗腺が多いのでクリームや液体タイプを塗りましょう。

さらに汗をかきやすい夏場は液体やクリームタイプを使い、乾燥する冬は軟こうにするなど、季節ごとにも使い分けできるとより効果的です。

抗アレルギー薬は必要か？

「少しアトピーができて広がってきています」という患者さんには、広がりやかゆみを落ち着かせる程度に抗アレルギー薬を処方することはあります。

ただ、ステロイドほど強力な効能は期待していません。発疹が出ても24時間以内に落ち着くといった患者さんがいます。なるべくなら保湿剤だけで薬は使いたくないのですが、仕事に集中できなくなるなど生活に支障が出ているケースでは、保湿剤とともに抗アレルギー薬も処方して、症状が落ち着くのを待ちます。ステロイドまでは使いません。

また、かゆみがあって眠れないというときには、**抗アレルギー薬には眠気を起こす作用**もあるので、抗アレルギー薬を処方することもあります。

感染症の合併には抗生物質もやむなし!?

また、感染症を合併するケースでは、一時的に抗生物質を使って対処することはあります。意外と知られていませんが、帯状疱疹や口唇ヘルペスはウイルスが原因となって起こります。

なるべく使いたくはありませんが、アトピー患者さんは細菌だけではなく、水虫やカビにも皮膚が負けてしまって皮膚感染を起こしたときには、自身のバリア機能だけでは対処ができなくなっているので、いくら体質改善に取り組んでもなかなかよくなりません。一時的に薬の力を借りて菌を死滅させたあとに保湿剤などでケアをしながら、体質改善に取り組んでもらいます。

おわりに

◎偏見を持たれやすい人も生きやすい環境にしたい

皮膚は体表にある目で見える臓器なので、差別や偏見などが起こりやすいところでもあります。とくにアトピーは一生の疾患のため、長いあいだずっと偏見の目で見られてきたという患者さんもいらっしゃいます。

就職できない。結婚をあきらめた……。皮膚科医として、こうした悩みをもっている方たちの力にどうしたらなれるのか？　日々勉強を重ねて辿り着いたのが日常生活を変えることを含んだ治療方法です。

その後、自分自身が障がいをもつ娘を授かり、ライフワークであった偏見

をなくすということが、アトピーを中心とした診療の根本につながっている
こと、皮膚科医として患者さんと向き合っていることに、ある意味、運命的
なものを感じています。

◎アトピーの治療は生活習慣を改めることが治療の根本である

患者さんには、アトピーの治療は、体質を改善するために生活習慣を改めることが治療の根本であるということをご理解いただきながら治療を進めさせていただいています。

医療従事者は患者さんのためを思い、寄り添っていかなくてはなりません。これまであらゆる治療を尽くしてきて、病院や医師に期待をしなくなってしまった人もいるかもしれません。しかし、８０００人以上のアトピー患者さんを診てきて、どんな症状でも軽減させる方法はあると思っています。

なぜなら、アトピーは病気ではないからです。医療従事者は疾患をきちんと把握し症状を軽減させるという使命を果たし、患者さんにしっかりとした治療をするために、共に手を取り合って前に進んでいきましょう。

◎皮膚科の医療に基づいた美容皮膚科

アトピー性皮膚炎の患者さんの診療をするなかで、いまは「皮膚科の医療に基づいた美容医療」を提供していきたいと考えるようになりました。アトピー性皮膚炎や肌の弱い患者にも対応できる、レーザーなどの施術をしっかりとおこなう美容皮膚科です。

一般の人はもちろん、アトピー性皮膚炎などの基礎疾患をもった人の「きれいになりたい」という願いを叶えられるように、医師として信頼を得られるよう一人ひとりの患者さんと向き合っていきたいです。

わたしの根本にあるのは、アトピーの症状を軽減させ、疾患の痕などを治して、きれいにしてあげたいということです。最後まで患者さんの利益を追求する、患者さんのための医師でありたいと思っています。

最後に出版のきっかけを与えてくださったキャスティングドクターの田代社長、佐瀬さん、アチーブメント出版の白山さんに感謝を申し上げます。

また日頃からクリニックを支え、患者さんと一緒に向き合ってくれている医師、スタッフ。多忙な生活を理解し、温かく見守ってくれている家族、一五ヵ月で天国へ旅立った最愛の娘に感謝し、筆を擱かせていただきます。

2021年3月

宇井千穂

参考文献

『根本から治す奇跡のアトピー治療』（丹羽靭負著、ＫＫベストセラーズ、２０１２年）

『あたらしい皮膚科学〔第2版〕』（清水宏著、中山書店、２０１１年）

『皮膚科外来診療スーパーガイド――教科書にない実践ヒント集――』（上田由紀子・畑三恵子編著、中山書店、２０１０年）

Visual Dermatology vol.13 No.11

Aesthetic Dermatology Vol.25:324~337, 2015　皮膚科医が行う簡単なレーザー治療

「日本皮膚科学会ガイドライン　アトピー性皮膚炎診療ガイドライン２００９、２０１８」

『エキスパートが答える！　アトピー性皮膚炎Ｑ＆Ａ55』（加藤則人編、診断と治療社、２０１４年）

[著者プロフィール]
宇井千穂（うい・ちほ）

やさしい美容皮膚科・皮フ科　秋葉原院 院長
北里大学医学部を卒業後、活性酸素とSODの研究による天然の治療薬を使い、おもにアトピーを中心とした皮膚疾患の診療をおこなう。
自身もアトピーに悩まされた経験から皮膚疾患のある人にも「皮膚科の医療に基づいた美容医療」を提供し、ウェブ・雑誌での連載、サプリメントや化粧品の監修なども多数。
病気だけを診るのではなく、一人の人間として患者さんに携わっていける医師をめざして、アトピーという皮膚疾患だけでなく、先天性異常である18トリソミーやダウン症などの患者さんを取り巻く環境も考え、偏見をもたれやすい疾患に対しての啓蒙活動もおこなっている。夫：宇井睦人は総合診療医。

やさしい美容皮膚科・皮フ科　秋葉原院
https://ui-chiho.clinic

アチーブメント出版

[twitter]
@achibook

[Instagram]
achievementpublishing

[facebook]
http://www.facebook.com/achibook

薬に頼らず
アトピーを治す方法

2021年（令和３年）４月１日　第１刷発行

著者	宇井千穂
発行者	塚本晴久
発行所	アチーブメント出版株式会社 〒141-0031 東京都品川区西五反田2-19-2 荒久ビル4F TEL 03-5719-5503／FAX 03-5719-5513 http://www.achibook.co.jp
マンガ	宇井千穂
装丁・本文デザイン	轡田昭彦＋坪井朋子
イラスト	熊アート
校正	株式会社ぷれす
印刷・製本	株式会社光邦

ISBN978-4-86643-091-1

アチーブメント出版の「薬に頼らずシリーズ」

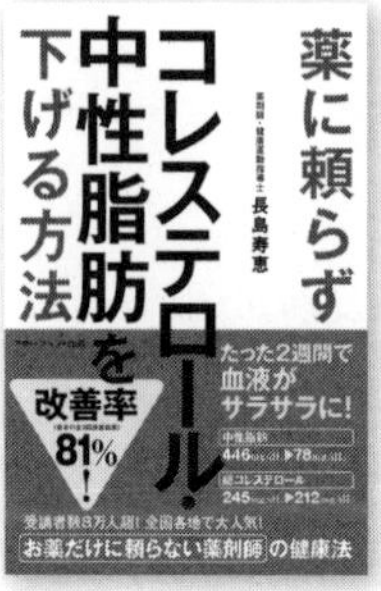

薬に頼らず コレステロール・中性脂肪を下げる方法　長島寿恵［著］

たった２週間で血液がサラサラになる！ 受講者数８万人超！ 全国で大人気！ お薬だけに頼らない薬剤師の健康法。国保メタボ対策事業でトップクラスの実績を誇る全国160か所以上の「健康教室」で話題のラクラク体操&食事術。

■本体1250円＋税／B6変形判・並製本・248頁／
ISBN978-4-86643-019-5

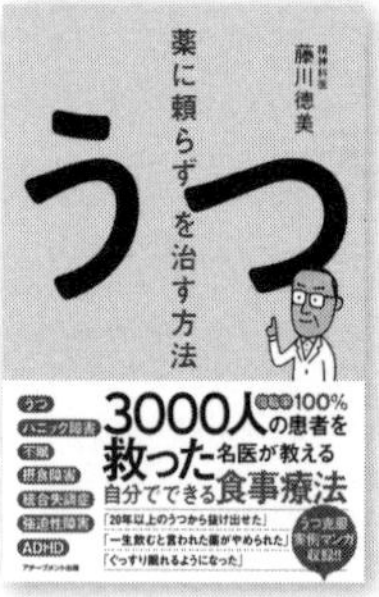

薬に頼らず うつを治す方法　藤川徳美［著］

うつやパニック障害、不眠、強迫性障害に子どものADHDなど、心の病に苦しむ人の体を調べると、脳内で神経伝達物質の材料となる「鉄」と「タンパク質」がからっぽだった！ 栄養療法で3000人の患者を救った精神科の名医が教える、自分で治す食事療法がわかる一冊。

■本体1250円＋税／B6変形判・並製本・192頁／
ISBN978-4-86643-044-7

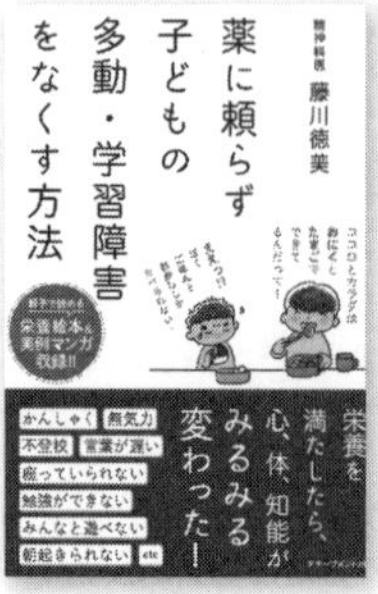

薬に頼らず 子どもの多動・学習障害をなくす方法　藤川徳美［著］

かんしゃく、無気力、朝起きられない、勉強ができない…といった「困りごと」や、ADHDや学習障害、自閉症などの発達障害は、質的栄養失調が原因だった！ 心と体が不安定な子どもを薬に頼らず改善させる、食事のとり方。

■本体1300円＋税／四六判・並製本・208頁／
ISBN978-4-86643-059-1